泌尿道微生态学

URINARY MICROBIOME

主审

郭应禄　周利群　夏术阶

主编

冯宁翰　李学松

执行主编

柳丰萍

人民卫生出版社
·北 京·

图书在版编目（CIP）数据

泌尿道微生态学 / 冯宁翰，李学松主编 .—北京：
人民卫生出版社，2024.5

ISBN 978-7-117-36317-4

Ⅰ.①泌… Ⅱ.①冯… ②李… Ⅲ.①泌尿道感染—
微生物生态学 Ⅳ.①R691.3

中国国家版本馆CIP数据核字（2024）第096318号

人卫智网	www.ipmph.com	医学教育、学术、考试、健康，购书智慧智能综合服务平台
人卫官网	www.pmph.com	人卫官方资讯发布平台

泌尿道微生态学
Miniaodao Weishengtaixue

主　　编：冯宁翰　李学松
出版发行：人民卫生出版社（中继线 010-59780011）
地　　址：北京市朝阳区潘家园南里 19 号
邮　　编：100021
E - mail：pmph @ pmph.com
购书热线：010-59787592　010-59787584　010-65264830
印　　刷：鸿博睿特（天津）印刷科技有限公司
经　　销：新华书店
开　　本：710×1000　1/16　印张：11
字　　数：138 千字
版　　次：2024 年 5 月第 1 版
印　　次：2024 年 6 月第 1 次印刷
标准书号：ISBN 978-7-117-36317-4
定　　价：79.00 元

打击盗版举报电话：010-59787491　E-mail：WQ @ pmph.com
质量问题联系电话：010-59787234　E-mail：zhiliang @ pmph.com
数字融合服务电话：4001118166　　E-mail：zengzhi @ pmph.com

编委会名单

主　审

郭应禄　北京大学第一医院

周利群　北京大学第一医院

夏术阶　上海交通大学附属第一人民医院

主　编

冯宁翰　江南大学附属中心医院

李学松　北京大学第一医院

执行主编

柳丰萍　江南大学无锡医学院

编　者（中文姓名以姓氏笔画为序，英文姓名以字母为序）

Aaron W. Miller　美国俄亥俄州克利夫兰医学中心泌尿和
　　　　　　　　　肾脏研究所

Alan J. Wolfe　美国芝加哥洛约拉大学斯特里奇医学院

王　科　青岛大学附属医院

王　鑫　江南大学附属中心医院

王诗瑜　江南大学无锡医学院

吕龙贤　浙江大学医学院附属第一医院

冯宁翰　江南大学附属中心医院

关有彦　中国医学科学院肿瘤医院

李　志　江南大学无锡医学院

李学松　北京大学第一医院

杨龙飞　江南大学附属中心医院

杨德林　昆明医科大学第二附属医院

吴登龙　同济大学附属同济医院

张煜尉　江南大学附属中心医院

陈卫国　苏州大学附属第一医院

国林沛　江南大学附属中心医院

周宏伟　南方医科大学珠江医院

赵　玉　江南大学无锡医学院

胡　磊　江南大学附属中心医院

柳丰萍　江南大学无锡医学院

祖雄兵　中南大学湘雅医院

夏　强　苏州大学附属无锡九院

凌宗欣　浙江大学医学院附属第一医院

郭　玮　江南大学附属中心医院

盛镓逸　江南大学附属中心医院

符伟军　中国人民解放军总医院第一医学中心

韩邦旻　上海交通大学附属第一人民医院

主编简介

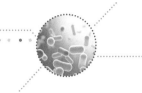

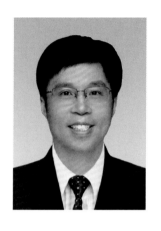

冯宁翰

博士,江南大学和南京医科大学教授,博士研究生导师,博士后合作导师。江南大学附属中心医院党委书记,江南大学泌尿外科研究所所长。

专业方向为泌尿外科疾病的微创手术治疗、泌尿系肿瘤的基础及临床研究、泌尿微生态学。主持国家自然科学基金面上项目基金2项、科技部重点研发计划1项(课题负责人)、省部级课题2项。

获得"江苏省医学领军人才"、江苏省"六大高峰人才"、江苏省"333工程"培养对象、江苏省医学拔尖人才、"江苏好医生""江苏省留学回国先进个人"称号。2022年获评世界华人泌尿学会新星奖,2022年获江苏省科学技术奖一等奖,2023年获无锡市五一劳动奖章。

目前在*European Urology*、*Nature Communication*、*Molecular Cancer*等国际著名学术期刊上发表论文150余篇,最高影响因子41分;获授权国家发明专利6项、国际发明专利3项;参编国外专业书*PROSTATE CANCER*,主编专业书籍《输尿管镜现代临床实践》《泌尿外科技术发展史》。

学术任职：江苏省医学会第三届激光医学分会主任委员，中国性学会能量医学与男科装备分会第二届委员会副主任委员，江苏省抗癌协会第二届微创治疗专业委员会副主任委员，江苏省康复医学会第一届男性康复专业委员会副主任委员等。

主编简介

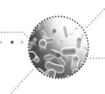

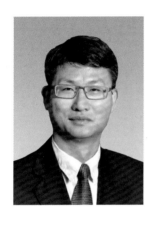

李学松

北京大学第一医院泌尿外科主任、主任医师、教授，北京大学医学部博士研究生导师，博士后导师。

北京大学泌尿外科医师培训学院副院长，北京大学第一医院泌尿外科上尿路修复专业组组长，北京泌尿内腔镜博物馆馆长。中国医师协会泌尿外科医师分会委员兼副总干事，中华医学会泌尿外科学分会机器人学组委员兼副秘书长，中国医师协会泌尿外科医师分会修复重建学组副组长，中国医师协会泌尿外科医师分会上尿路修复协作组组长，中国医师协会泌尿外科医师分会数字与人工智能学组副组长，中国医师协会毕业后医学教育外科（泌尿外科方向）专业委员会副主任委员，中国医师协会医学机器人医师分会委员，中国医师协会循证医学专业委员会第五届委员会外科学组委员，中国抗癌协会泌尿男生殖系肿瘤专业委员会微创学组委员，北京医学会泌尿外科学分会青年委员会副主任委员，北京医学会泌尿外科学分会尿路修复与重建学组副组长，北京癌症防治学会泌尿肿瘤专业委员会主任委员，亚洲机器人泌尿外科学会临床研究委员会委员。

专业方向为泌尿系统肿瘤和输尿管疾病的外科手术、临床转化及基础研究,主持尿路上皮癌领域多项国家级及省部级课题项目,擅长复杂疑难的肾脏、输尿管及膀胱修复重建及泌尿系肿瘤的开放、腹腔镜和机器人手术,创新改良多项手术技术,是中国上尿路修复领域年轻一代的开拓者和领军人物。目前在中英文杂志发表了 240 余篇论文,以第一或通信作者发表 SCI 论文 120 余篇,获得国家实用新型专利 10 项,参编或编译泌尿外科专业书籍 19 部,主译书籍 5 部,主编书籍 4 部。

执行主编

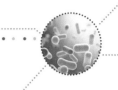

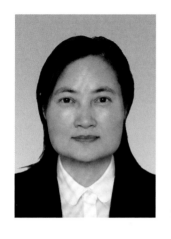

柳丰萍

江南大学附属中心医院教授,微生态诊疗中心副主任,硕士研究生导师。

长期从事人体膀胱微生态研究及肠道、膀胱、阴道菌群移植,开发了自供体选择、菌群移植至患者随访的全程菌群移植管理流程与相关技术。曾获江苏省"333工程"、江苏省卫生拔尖人才称号,主持省、市级课题14项,发表SCI期刊收录论文50余篇,获发明型专利授权7项,获无锡市科学技术进步奖二等奖2项,获市专利奖1项。主编人民卫生出版社和人民军医出版社教材及专著4部,主持江苏省高等学校精品课程1门。

序

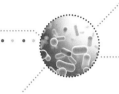

作为长期从事泌尿学科研究的学者,我很高兴为大家介绍这本题为《泌尿道微生态学》的著作。该书汇集了国内外专家的最新研究成果,深入探讨了微生态学在泌尿系统健康与疾病领域的应用,为广大医学科研工作者、临床医师以及学术爱好者提供了全面的学习与参考资料。

近年来,"肠道微生态"不仅成了科研热点,也成了普通百姓关注的健康话题。许多人都知道,一旦肠道微生态发生紊乱,一系列的健康问题或疾病便会接踵而至。继揭示肠道微生态与健康的关系之后,科研人员开始思考微生态是否存在于机体其他体腔,如子宫、肺、乳腺和膀胱等,研究结果表明答案是肯定的。

1864 年,法国微生物学家 Louis Pasteur 发现,将新鲜尿液注入密封瓶之后,尿液在很长时间内都会保持澄清状态。于是,他提出健康人的尿液是"无菌"的概念。1950 年,美国微生物学家 Edward Harold Kass 发现,肾盂肾炎患者的尿液可培养出大量大肠埃希菌。于是,他提出如果尿培养发现某一细菌计数达 10^5CFU/ml,则可视为尿路感染达到实验室诊断标准。2012 年,本书的作者 Alan J. Wolfe 教授基于以下两个方面,对现有的尿路感染诊断标准提出了疑问,即:①既然子宫、肺和乳腺等原来视为无菌的体腔存在微生物,那么膀胱也有可能存在微生物;②现有的培养条件是较难培养出对培养条件要求严苛的厌氧菌的,而仅能培养出像大肠埃希菌、铜绿假单胞菌和肠球菌等对培养条件要求较低的细菌。也就是说，根据尿培养结果阳性与否来诊断尿路感染是欠科学的。为了证实人体膀胱是否无菌，Alan J. Wolfe教授团队采用耻骨上联合经皮穿刺膀胱术，采集了健康人的经培养证实为阴性的尿标本，然后应用该团队自主研发的扩增培养技术（enhanced quantitative urine culture，EQUC）进行检测，发现健康人膀胱尿液中有一独立于肠道和阴道的微生态群落。至此，"膀胱无菌"的传统认知被打破。近10年来，越来越多的临床研究表明泌尿系统疾病与尿液微生态紊乱具有相关性。"人体尿液微生态（human urobiome）"这一新概念也逐步得到科研人员与临床医师的认可，并开始将其应用于疾病的诊断与治疗。

自尿液微生态的概念提出以来，科研人员已证实尿液微生态紊乱不仅与泌尿系统疾病的发生发展有关，而且与非泌尿系统疾病如系统性红斑狼疮和糖尿病的发生也有关。冯宁翰教授团队是国内首个同时采用基因测序与扩增培养方法全面探讨人体尿液微生态的研究团队，现已发现尿路结石、糖尿病、系统性红斑狼疮、慢性肾衰竭、间质性膀胱炎、尿路感染、前列腺癌等疾病均可影响尿液微生态的结构。此外，该团队不仅着眼于临床观察性研究，还开始探索尿液微生态与宿主的互作关系与机制。

尿液微生态是继肠道微生态之后的又一新生态，它与疾病相关性的研究成果关系到疾病的诊断与治疗。因此，我认为有必要对该领域的现有研究成果进行阶段性总结，为进一步研究提供参考依据。我期望通过本书的出版，建立起与同道之间的交流渠道，共同为人体尿液微生态学这一微生态分支的建设与发展奉献力量。

张旭

2023年10月9日

前　言

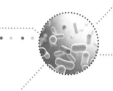

　　人体微生态学是生命科学中的一个新兴领域,近年来在医学研究中崭露头角。微生态学研究了宿主与微生物之间的相互作用,而人体微生态学则更加专注于人体内部各器官与微生物的复杂关系。传统观念认为人体泌尿道和尿液是无菌的。然而,随着研究方法的不断进步,我们逐渐认识到泌尿道微生态的存在及其在健康和疾病中的作用。

　　本书囊括了对人体尿液微生态学的系统性研究,深入剖析了泌尿道微生态学的基础知识,揭示了它与宿主健康之间千丝万缕的联系。

　　在微生态概述中,本书回顾了微生态学的基础概念,介绍了人体微生态的形成,以及微生态与宿主健康的紧密联系,为读者深入理解这一领域奠定了理论基础。在泌尿道微生态部分,我们通过对疾病与泌尿道微生态关系的逐一剖析,希望读者能够更全面地认识泌尿道微生态的多样性和重要性。在研究尿液微生态的方法部分,本书详细介绍了尿标本的采集和泌尿道微生态的检测技术,这将帮助读者更好地理解微生态研究与临床应用的技术手段。

　　在健康人泌尿道微生态部分,本书着重探讨了不同性别、年龄和遗传因素对尿液微生态的影响。通过对健康人群体微生态的回顾,我们期望揭开泌尿道微生态与机体健康之间微妙而复杂的互动机制。

泌尿道微生态与疾病部分揭开了尿失禁、尿路结石、尿路感染、膀胱过度活动症、前列腺癌等疾病的泌尿道微生态特征。每一节都深入剖析了患者的病因学、发病概况以及微生态特征，为将泌尿道微生态应用于疾病的预防和治疗提供了新视角。

泌尿道微生态与非泌尿道疾病的关系部分拓展了泌尿道微生态与其他系统疾病的关系，为未来更广泛地应用泌尿道微生态学提供了参考。

本书力求为医学领域的研究者、临床医生以及对人体微生态学感兴趣的读者提供一份全面且实用的参考资料，为未来更深入地研究和临床应用奠定基础。希望本书的出版能够促进人体微生态学的研究，拓展我们对于微生态在健康和疾病中的理解，为未来的医学研究和临床实践注入新的活力。

冯宁翰 李学松 柳丰萍

2023 年 10 月 1 日

目　录

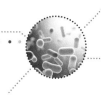

第一章

绪 论

第一节　微生态概述

一、微生态学

微生态学是指微生物生态学或微生境生态学，它是生命科学的分支。微生态学是一门研究生物体正常微生物群与其宿主相互依赖及相互制约规律的科学，它涉及生物体与其内环境（包括微生物、生物化学和生物物理环境）相适应等一系列问题，因而与人类健康密切相关。

二、人体微生态

2005 年推出的二代测序（next-generation sequencing，NGS）将微生物研究方法发展至基因组水平。应用该技术对核糖体 16S rRNA 的高可变区（V1 ～ V9 区）进行测序，可鉴定细菌种类，从而使细菌的鉴定不再依赖细菌培养，从此出现了微生物组（microbiome）一词。它可根据不同系统发育水平鉴定的整个微生物 DNA 的集合，反映了特定环境中微生物群落的组成。

人体微生态是人体内部与体表所有微生物有机体的总称，其组成包括非细胞结构的病毒（包括噬菌体）、原核生物中的真细菌和古细菌，以及真核细胞微生物。当前，人体微生态的研究包括微生物群（microbiota）和微生物组。微生物群可分为病毒群、细菌群、古细菌群和真核细胞型微生物群。人体微生物群的概念是从"正常菌群（normal flora）"的概念演变而来的。人体无论是处在健康、亚健康还是疾病状态下，菌群都存在于人体的特定部位，但多样性和丰富度会随着健康状态的不同而发生变化。因此，学者们认为用中性词"微生物群"或"微生物组"取代"正常菌群"更为合理。微生物组是特定时间生态位（ecological niche）中微生物群，以及所包含的基因序列（含同源序列）的总和。微生物群和微生物组不完全对应，后者的研究范围更为广泛，对于动物与植物来说更是如此。另外，微生物组与宿主基因组有重叠部分（宿主基因组包含与微生物同源的基因序列），这也是微生物组与微生物群的不同之处。而且，这一特点导致微生物组的研究较微生物群更为复杂。微生物组也可相应地分为病毒组、细菌组、古细菌组和真核细胞型微生物组。另有学者认为，微生物组不仅包括影响人体的生物学因素，还包括非生物学因素，如经济、社会和人文等因素。此概念的提出与生物－心理－社会医学模式这一现代医学模式更为吻合，同时也拓展了基于微生态学的医学研究。

三、人体微生态与宿主的关系

研究发现，共生细菌的数量是人体细胞的 10 倍，这意味着人体是一个巨大的动态生态系统。微生态对于宿主健康的维护不仅取决于微生物之间的相互竞争或微生物产生的某些代谢产物，更取决于它们与宿主细胞之间的相互作用。也就是说，微生物与宿主细胞之间的相互作用调节着宿主的功能，这一发现促使微生态研究向更深的方向发展。迄今为止，微生态与宿主的互作关系可概括为以下几方面。

1. **共进化**　通过微生物群与人体之间的基因交流而影响彼此的

进化轨迹。2016年奥斯汀得克萨斯大学的 Moeller 等发现,现代人与猿类的肠道细菌在人科动物体内与宿主之间共同演化了数百年之久,它们之间实现了共同进化。

2. **共发育**　人体微生物群参与人体发育、生长与衰老的过程,如微生物群能影响幼年时免疫系统的发育和形成、微生物群的某些代谢产物能影响大脑和神经系统的发育与功能、微生物群可影响消化系统和心血管系统等系统组织结构的重建等。

3. **共代谢**　微生物群与宿主对食品和药物代谢的调控作用影响着人类的健康与疾病治疗。肠道微生物群能对初级和次级代谢途径产生的小分子物质(如短链脂肪酸)造成影响,而这些物质的生成依赖于宿主所摄入的膳食。这些小分子物质中有一些保留在肠道内,也有一些进入循环系统,并被宿主进行化学修饰后,发挥重要的生理功能。

4. **互调控**　微生物组与宿主机体的相互调控主要涉及免疫系统、神经系统和内分泌系统。微生物组通过多种途径影响三大系统的功能,而机体生理状态的改变又影响微生物组的构成。此外,微生物组与宿主多种器官间还存在着重要的联系,这种联系包括近年来备受关注的脑－肠轴、肝－肠轴和肾－肠轴等。

四、微生态与健康

人体微生态包括数以万亿计的微生物,根据它们在机体生长繁殖部位的不同可分为不同的亚群,如肠道微生态、口腔微生态和阴道微生态等。人体微生态是微生物细胞的栖息地,是生物学的一个重要部分,它支持着人体的许多正常生理功能,如正常的肠道微生态有助于维持人体肠道黏膜的完整性,它可防止细菌易位,从而起到维护健康的作用。已有大量研究表明,以下疾病的发生与人体微生物组有关:哮喘和过敏性皮炎等变态反应性疾病;肥胖、糖尿病、高血压和慢性肝炎等代谢相关性疾病；孤独症、抑郁症和阿尔茨海默病等精神性疾病；系统性红斑狼疮、干燥症和特发性过敏性紫癜等免疫系统疾病；心脑血管疾病；慢性肠炎、慢性肾病、消化道肿瘤及更年期综合征等。

微生态群落中有些细菌是有益的，如乳杆菌（*Lactobacillus*）和双歧杆菌（*Bifidobacterium*）等，它们可为健康的维护提供必要的物质基础，并产生维生素或丁酸盐等人体必需物质。这些对人体健康有重要功能的细菌被称为"益生菌"。其次，人体内有少量细菌被称为"有害菌"，如果它们的生长繁殖不被体内其他微生物控制，将导致疾病。另外，人体还有许多"共生菌"，如果它们的生长和繁殖维持稳定，则可与人体长期和谐共存。

（冯宁翰　Alan J. Wolfe　柳丰萍　王科）

第二节　泌尿道微生态

一、泌尿道微生态的起源

二代测序技术问世后，美国国立卫生研究院于 2007 年宣布成立了人类微生物组计划（human microbiome project，HMP）。起初，该组织的研究方向仅局限于肠道、口腔、皮肤和生殖道等部位，而不包括泌尿道。这主要是因为一直以来人们认为健康人的泌尿道和尿液是无菌的，一旦某一个体的尿液被检测出细菌菌落数超出传统尿培养标准的阈值，该个体则被认为发生了尿路感染或无症状性菌尿。导致人们形成这种不正确的传统观念的原因如下：①传统的尿培养方法仅适于快速生长且对培养条件要求不高的细菌，而难以培养出对培养条件要求苛刻的细菌，如极度敏感的厌氧菌。然而，尿液中约90%细菌是无法通过传统尿培养方法培养出来的；②部分细菌生存于尿道上皮细胞内或生物被膜（biofilm）内，而不是生长在尿液中，因而难以通过传统的尿培养方法检测到。

2012年，美国科学家Alan J. Wolfe的团队发表了《成年女性膀胱中存在不可培养的细菌》一文。在该研究中，研究人员采用导尿术、耻骨上膀胱穿刺和清洁中段尿等三种方式采集了健康女性的尿标本，并运用显微镜、尿培养和16S rDNA高通量测序等研究方法，他们发现这三种尿标本中均存在难以培养的细菌。其后，该团队开发了增量尿培养技术（expanded quantitative urine culture，EQUC），即在尿培养过程中采用增加尿液量，同时综合运用多种培养基、气体条件和环境温度，并延长细菌培养时间的方法。研究人员利用该培养技术时发现，80%女性的膀胱尿液中存在可培养的细菌。至此，人类膀胱/尿液无菌的传统观念被打破。

泌尿道微生态并不局限于尿液，近年来有研究报道人体膀胱组织和前列腺组织也存在微生态。此外，尿液中不仅存在细菌微生态，还存在真菌和病毒微生态。但是，真菌和病毒微生态的检测技术难度较大，因此当前的研究主要集中于细菌微生态。

二、泌尿道微生态与疾病的关系

继Alan J. Wolfe的研究之后，国内外陆续有多项研究发现，尿液不仅存在微生态（urobiome），而且其结构与疾病有关。现已有研究揭示尿失禁、前列腺炎、尿路感染、膀胱癌、膀胱刺激征、尿路结石等泌尿系统疾病患者尿液微生态发生了紊乱。此外，糖尿病和高血压等非泌尿系统疾病的发生也与尿液微生态结构的紊乱有关。

（柳丰萍　冯宁翰　李学松）

第三节　研究尿液微生态的方法

由于尿液微生物载量较肠道或口腔等部位少得多，因此其研究方法与微生物载量较多的体腔不尽相同，主要包括尿标本的采集和微生物检测两方面。

一、尿标本的采集

当科研人员比较清洁中段尿、耻骨上膀胱穿刺术和导尿术采集的尿标本细菌微生态时，他们发现清洁中段尿标本中混杂着生殖道和尿道的细菌，而耻骨上膀胱穿刺术和导尿术采集的尿标本的微生态结构相似。

相对于耻骨上膀胱穿刺术而言，导尿术给患者带来的创伤更小，因此科研人员认为，导尿术应作为尿液微生态研究的标本采集方法。但是，为避免导尿术给患者带来的痛苦，当前有的研究人员依旧采用清洁中段尿标本开展研究。如采用此类标本开展研究，研究人员在对研究结果进行描述时，应明确地指出该研究的尿标本为生殖泌尿道标本（genitourinary specimen），以便其他研究人员在进行横向比较时考虑尿标本污染因素。

二、泌尿道微生态的检测

由于泌尿道微生物载量过小，当前检测技术很难直接采用宏基因组测序以了解尿液中细菌种（species）层次信息。因此，目前主要是在对细菌 DNA 产物进行聚合酶链反应（polymerase chain reaction，PCR）的基础上采用 16S rRNA 测序和增量尿培养两者相结合的方法进行研究，以便更加全面地了解泌尿道细菌微生态。

（一）16S rRNA 测序

16S rRNA 是原核生物核糖体中 30S 亚基的组成部分。物种间 16S rRNA 序列既有高变区（hypervariable region，物种之间有差异），也有保守区（conserved region，物种之间高度相似），呈交替排列，原核 16S rRNA 序列包含 9 个高变区（V1 ～ V9），其中 V4 区的特异性较好，数据库信息齐全，是细菌多样性分析注释的较佳选择。因此，当前大多数微生态研究人员选择 V4 区进行检测。

从尿液中提取足量的细菌 DNA（检出限通常为 360bp）是成功测序的基础。因此，通常需对尿液进行高速低温离心数次，取其沉淀物加 DNA 裂解液，使 DNA 充分释放后再予以提取。为防止 DNA 提取、PCR 和测序过程中出现假阳性结果，尤其应注意以下四个方面。

1. DNA 提取过程中应判断试剂是否被污染，因此应加入不含尿液沉淀物的去离子水作为阴性对照样本。

2. PCR 宜控制在 30 个循环以内。细菌检测阴性在尿液微生态研究中是比较常见的，研究人员不可为获得阳性结果而增加 PCR 循环次数，以免假阳性结果的出现。

3. 测序过程中应加入不含 PCR 产物的空白对照样本，以监测测序过程中是否出现交叉污染（cross contamination）。

4. 对数据进行分析前，应去除空白对照样本中的污染序列。

（二）增量尿培养

为弥补 16S rRNA 无法测序到种层次的不足，Thomas-White K

等开发了增量尿培养技术。据 Hilt EE 等报道,采用传统尿培养方法时,73% 清洁中段尿标本的培养结果为阴性。然而,当研究人员采用增量尿培养技术时,仅 9% 标本培养结果为阴性。该团队发现,不仅泌尿系统疾病患者如膀胱过度活动综合征患者膀胱尿液可利用增量培养技术培养出细菌,无泌尿系统疾病的健康人膀胱中同样有细菌(图 1-1)。

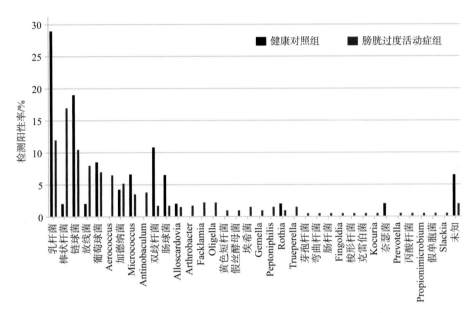

图 1-1　健康人与膀胱过度活动症患者膀胱尿液微生态增量培养结果

因此,为了全面深入地了解泌尿道微生态,以及为泌尿道微生态机制研究提供原位菌种,应将上述两种检测方法进行有机结合。

(冯宁翰　周宏伟　柳丰萍)

参考文献

[1] VAUGHAN M H, ZEMTSOV G E, DAHL E M, et al. Concordance of urinary microbiota detected by 16S ribosomal RNA amplicon sequencing vs expanded quantitative urine

culture[J]. Am J Obstet Gynecol, 2022.

[2] YANG T, RICHARDS E M, PEPINE C J, et al. The gut microbiota and the brain-gut-kidney axis in hypertension and chronic kidney disease[J]. Nat Rev Nephrol, 2018,14(7):442-456.

[3] URSELL L K, METCALF J L, PARFREY L W, et al. Defining the human microbiome[J]. Nutr Rev, 2012,70 Suppl 1(Suppl 1):S38-S44.

[4] CONSORTIUM I H I R. The integrative human microbiome project[J]. Nature, 2019,569(7758):641-648.

[5] ROMIJN J A, CORSSMIT E P, HAVEKES L M, et al. Gut-brain axis[J]. Curr Opin Clin Nutr Metab Care, 2008,11(4):518-521.

[6] ALBILLOS A, DE GOTTARDI A, RESCIGNO M. The gut-liver axis in liver disease: Pathophysiological basis for therapy[J]. J Hepatol, 2020,72(3):558-577.

[7] WOLFE A J, BRUBAKER L. Urobiome updates: advances in urinary microbiome research[J]. Nat Rev Urol, 2019,16(2):73-74.

[8] NEUGENT M L, HULYALKAR N V, NGUYEN V H, et al. Advances in understanding the human urinary microbiome and its potential role in urinary tract infection[J]. mBio, 2020,11(2).

[9] ARAGÓN I M, HERRERA-IMBRODA B, QUEIPO-ORTUÑO M I, et al. The urinary tract microbiome in health and disease[J]. Eur Urol Focus, 2018,4(1):128-138.

[10] SCHNEEWEISS J, KOCH M, UMEK W. The human urinary microbiome and how it relates to urogynecology[J]. Int Urogynecol J, 2016,27(9):1307-1312.

[11] LEWIS D A, BROWN R, WILLIAMS J, et al. The human urinary microbiome; bacterial DNA in voided urine of asymptomatic adults[J]. Front Cell Infect Microbiol, 2013,3:41.

[12] HILT E E, MCKINLEY K, PEARCE M M, et al. Urine is not sterile: use of enhanced urine culture techniques to detect resident bacterial flora in the adult female bladder[J]. J Clin Microbiol, 2014,52(3):871-876.

第二章

健康人泌尿道微生态

第一节　健康人泌尿道微生态

微生物组学的发展十分迅速。直到 10 年前,健康人泌尿道还被认为是无菌的。而研究者们采用宏基因组(DNA 依赖性的)和培养组学(培养依赖性的)技术发现和证实了人类泌尿道存在微生物态,并分析其基因组。

微生物群落的特征和功能是调节机体健康的核心,并影响着它们所处的生态位。与其他部位微生物群一样,泌尿道微生态的重要性日渐被人们关注,对健康人泌尿道微生态建立、构成、功能、调节等方面的研究也逐步深入。目前认为在健康人的泌尿道微生态中发现的微生物主要为生长缓慢的微生物,多数属于五大菌门,即 Firmicutes、Bacteroidetes、放线菌门(Actinobacteria)、Fusobacteria 和变形菌门(Proteobacteria),下属包括乳杆菌属(*Lactobacillus*)、棒状杆菌属(*Corynebacterium*)、普雷沃菌属(*Prevotella*)、葡萄球菌属(*Staphylococcus*)和链球菌属(*Streptococcus*)。由于男女性别因素带来的差异,其泌尿道定植微生物群落也有所不同,我们在这里分开简述。

一、女性尿液微生物组

一项对无下尿路症状的成年女性尿液样本（导尿术）的研究表明，多种泌尿道微生物群的结构（称为尿型）与泌尿系统健康状态有关。女性最常见的健康尿型为一种乳杆菌属，常寄居在生殖道。而寄居在女性泌尿道和生殖道的乳杆菌是否属于同一谱系还有待观察，但一些证据支持这一结论。其他常见的泌尿道菌群以加德纳菌属（*Gardnerella*）、链球菌属、葡萄球菌属、棒状杆菌属和埃希菌属（*Escherichia*）物种为主。

一些证据表明，女性的泌尿道微生态组成随年龄变化而不同。在 20～49 岁的健康女性中，以加德纳菌属、奈瑟菌属（*Neisseria*）、*Paraprevotella*、*Azospira*、*Butyricicoccus*、*Friedmanniella*、*Sutterella* 及 *Tessaracoccus* 为主；在 50～69 岁的健康女性中，以 *Brevibacterium*、*Catonella*、*Caulobacter*、*Pelomonas*、消化链球菌属（*Peptostreptococcus*）、*Sneathia*、*Thermoleophilum* 为主；而超过 70 岁的健康女性中，泌尿道微生态多样性降低，但出现了一些新的菌属，包括放线菌属（*Actinomyces*）、*Jonquetella*、*Parvimonas*、*Proteiniphilum*、*Saccharo-fermentans* 等。

同时，研究发现，以加德纳菌属为主的尿型在绝经前的女性中更常见，而以大肠埃希菌属为主的尿型在绝经后的女性中更常见。有限的证据显示，由于月经（内在因素）和性行为（外在因素）的影响，成年女性个体的泌尿道微生态可在数天内改变其组成，但总体形成由乳酸菌属物种主导的群落与加德纳菌属物种主导的群落之间交替的趋势。由此可见，泌尿道微生态似乎具有内在的弹性，其微生物群组成的改变通常可自然恢复到正常模式。

二、男性尿液微生物组

男性泌尿系统微生态由尿道、阴茎冠状沟组成的下泌尿生殖系统微生态和由前列腺液、精液组成的上泌尿系统微生态所构成。男性的下泌尿生殖系统微生态存在常驻菌群。而男性上泌尿系统微生态是无菌的,否则可能会导致复杂性尿路感染、前列腺炎和男性不育症等。证据表明,男性排空尿液的微生物组学与远端尿道非常相似,男性泌尿道微生态的组成以乳杆菌属、*Sneathia*、韦荣球菌属(*Veillonella*)、棒状杆菌属、普雷沃菌、链球菌属以及解脲支原体(*Ureaplasma urealyticum*)为主。

研究表明,在健康状态下,男性泌尿生殖系统微生态受到发育、性活动以及包皮环切与否的影响。如棒状杆菌属、葡萄球菌属和*Aerococcus*常见于青春期男性。青春期男性尿道中的厌氧微生物的种类与是否存在过早的性活动有关,真菌和解脲支原体只存在于性活跃的青年人群中。性传播感染会影响男性泌尿道微生物组成及丰度,而且泌尿道微生态可能会受到性行为的影响。同时,不论男性是否接受包皮环切,男性冠状沟中最多的微生物为假单胞菌属(*Pseudomonas*)和*Oxalobacter*,而革兰氏阳性球菌,如金黄色葡萄球菌(*Staphylococcus aureus*)、肠球菌(*Enterococcus*)及其他致病菌[革兰氏阳性及阴性杆菌、梭菌(*Clostridium*)和白念珠菌(*Candida albicans*)]可能更多地定植于未接受包皮环切术的男性冠状沟中。

三、泌尿道微生态对于维持机体健康的作用

微生态与人体存在相互作用,在健康人体内,这种作用关系为互惠关系,即细菌受益于宿主的营养供应、pH值、氧浓度和其他生存因素,但尚不清楚微生物群为宿主稳态的维持有哪些贡献。

宿主自身的微生物在维持人体内稳态方面作用巨大。微生物群通过形成物理屏障,对病原体具有重要的防御功能,并有助于免疫系统的发展。大量研究证实,细菌会定植在暴露的人体表面部位,如皮肤、口腔、鼻腔、小肠、大肠、肺和阴道等部位,并在维持定植部位黏膜的黏膜稳态上发挥着重要作用。因此,我们有理由认为,尽管泌尿道微生态可能比身体其他部位的定植要少,但它们仍可能在维护泌尿上皮细胞稳定方面发挥不可忽视的作用。此外,有研究表明,某些微生物代谢产物可能参与了泌尿系统疾病的免疫反应和炎症的调节。而泌尿道特有免疫细胞的存在也提示我们,泌尿道微生物群可能在启动免疫系统中同样意义重大。

泌尿道微生态还能与许多环境毒素相互作用,如重金属、多环芳烃、农药、赭曲霉毒素、塑料单体和有机化合物。当某些毒素通过肾脏滤过作用从血液中清除后,它们在膀胱内的储存,为泌尿微生物群提供了充足的时间与这些化合物相互作用并改变它们。这种代谢作用会增加或减少包括认知功能障碍、肾脏病和泌尿系统肿瘤等疾病发生的风险。

肠道菌群与出生后肠道和中枢神经系统的发育有关,"脑-肠"轴的出现刷新了人们对细菌作用的认知。然而,我们对细菌与周围神经系统的相互作用知之甚少。据报道,泌尿道微生态可能通过影响神经递质的产生,通过外周神经系统保护泌尿系统的正常发育和功能信号传递。而泌尿道微生态该功能的丧失可能是导致疾病的原因,如膀胱过度活动症和间质性膀胱炎等。有证据证实,存在于尿路上皮和逼尿肌中的TRPV4(TRP亚家族V成员4)在膀胱功能中起关键作用。一般情况下,其在低渗尿液中被激活,但其也可能在膀胱过度活跃等条件下被微生物激活。这点也提示我们,泌尿道微生态在维持外周神经发挥功能方面起着重要作用。同时,对无菌小鼠的研究表明,肠道微生物的缺乏与免疫系统受损、肠道渗漏以及行为和神经紊乱密切相关。但由于无菌动物泌尿系统功能的研究很少，所以目前还不清楚该系统是如何受到泌尿道微生态的影响，而这些现象都有待吸引更多学者的关注并开展相关研究。

除此以外，从微生物之间相互作用的角度来看，有研究表明，阴道内分泌物（以乳杆菌为主的群落）可对大肠埃希菌有抑制活性。那么，泌尿道微生态可能也像其他身体部位一样，会通过相互竞争促进或延缓泌尿系统疾病的发生，这也需要更多的研究证实。

（郭玮　陈卫国　符伟军）

🩹 第二节　影响泌尿道微生态的因素

在健康人体内定植的微生物数量与体细胞数量大致相近。这些微生物在维持人体内稳态方面起着重要的作用。微生物群通过形成物理屏障预防病原体，具有重要的保护功能，并有助于免疫系统的发展，从而使机体在动态平衡下正常运转。对于宿主定植的微生物而言，一旦宿主环境发生改变，那么微生物的稳态就会遭到破坏。泌尿道微生态作为宿主微生态的一部分，同样如此。目前认为，引起泌尿道微生态变化的主要宿主因素包括性别、年龄、遗传以及微生物定植环境的改变等。

一、性别因素

性别是一种生物变量，包括染色体、类固醇激素水平、生殖器官和雌雄有机体之间的性别二态特征的差异。在大量研究中已经证实,性别对于微生态的影响显而易见,如关于肠道微生态的研究表明,女性的肠道微生物组比男性更加多样化,并且更快成熟。值得注意的是,泌尿道微生态同样受到性别的影响而产生差异。如 Nickel J C 等人针对健康人群与间质性膀胱炎患者的尿液微生态,分别在性别和年龄上进行了差异对比。结果发现,女性的尿液微生态丰富度和多样性显著高于男性(图 2-1)。

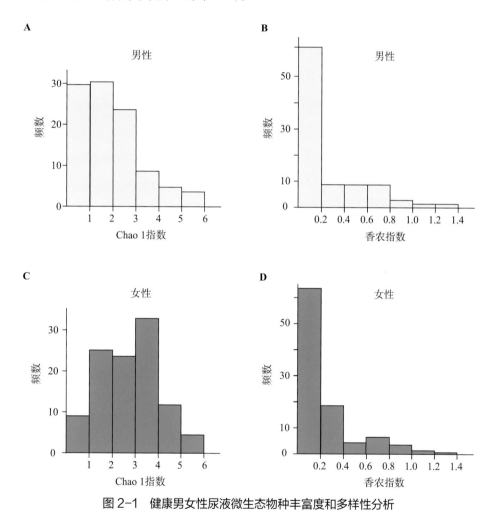

图 2-1　健康男女性尿液微生态物种丰富度和多样性分析

A. 健康男性尿液微生态的 Chao 1 指数频数分布;B. 健康男性尿液微生态的香农指数频数分布;
C. 健康女性尿液微生态的 Chao 1 指数频数分布;D. 健康女性尿液微生态的香农指数频数分布。

从整体看,基于 16S rRNA 测序的尿液微生物组的特征,在门水平上男性和女性是相似的。在男女性泌尿道微生态中,大多数细菌属于 Firmicutes(男性 65%,女性 73%)、放线菌门(Actinobacteria)(男性 15%,女性 19%)、Bacteroidetes(男性 10%,女性 3%)以及变形菌门(Proteobacteria)(男性 8%,女性 3%)。

从种类上看,Bifidobacterium subtile、Lactobacillus crispatus,以及 Lactobacillus johnsonii 在女性中较为显著。女性泌尿道微生态组成主要以双歧杆菌属(Bifidobacterium)、葡萄球菌属(Staphylococcus)、乳杆菌属(Lactobacillus)以及棒状杆菌属(Corynebacterium)为主,而男性泌尿道微生态组成以葡萄球菌属和丙酸杆菌属(Propioni-bacterium)为主;其中只有丙酸杆菌属存在显著的性别差异。

从泌尿系统细菌感染性疾病的发生率来看,性别差异是尿路感染最显著的特征之一,绝经前妇女患尿路感染的可能性是同龄男性的 20~40 倍。有观点认为,这种差异是由解剖学上的差异引起的,如女性肛门和尿道口之间的距离较短或男性尿道较长,从而对泌尿道感染的发生产生影响。但有研究报道称,6 个月以下的男婴发生泌尿道感染的概率大约是女婴的两倍,而 1 岁以下发生泌尿道感染的女婴和男婴的复发风险是相等的(分别为 32% 和 35%)。同样,在 65 岁以上的人群中,男性尿路感染的患病率大幅增加,并与老年女性相当。因此除了解剖学差异对于泌尿道微生态的影响外,还应考虑随时间变化的男女激素水平、男女尿流动力学差异等对于泌尿道微生态的影响。

二、年龄因素

年龄作为宿主特异性差异因素,对于泌尿道微生态的发育和稳态的维持起着重要作用。如 Adebayo A S 团队发现,随着年龄的增长,女性泌尿道微生态 α 多样性(香农指数)总体增加,不同年龄人群的泌尿道微生态核心菌群存在差异。研究表明,女性的泌尿道微生态受到是否绝经的影响,例如以加德纳菌属(*Gardnerella*)为主的尿液微生态组成在绝经前的女性中更常见,而以埃希菌属(*Escherichia*)为主的尿液微生态组成在绝经后的女性中更常见。同时,绝经前女性尿液中的乳杆菌数高于绝经后女性。Adebayo A S 等人在对老年女性的大样本量研究中发现,老年女性泌尿生殖系统存在核心微生物群,且最常见的为 Firmicutes[乳杆菌属,链球菌属(*Streptococcus*)]、Bacteroidetes[普雷沃菌属(*Prevotella*)]、变形菌门[*Escherichia-Shigella*]以及放线菌门[加德纳菌属,棒状杆菌属,*Atopobium*,*Actinotignum*]等,而这些与年轻女性的泌尿道微生态相比,尿液微生态多样性已经明显降低。另外,关于男性泌尿道微生态的研究结果显示,其泌尿生殖系统微生物组成受到男性发育以及是否进行性活动的影响。如棒状杆菌属、葡萄球菌属和 *Aerococcus* 常见于青春期男性。以上研究均表明,随着年龄的变化,泌尿道微生态也会随之发生变化,但这种变化是否具有规律性以及产生变化的意义还有待进一步研究。

三、宿主遗传因素

宿主遗传因素与年龄、性别等并列被认为是影响泌尿道微生态的最主要因素。研究人员利用遗传分析手段,来检验宿主遗传因素影响泌尿道微生物组的假设,结果发现许多微生物类群确实是可遗传的。如 Adebayo A S 等人发现,老年妇女的微生物组中埃希菌属具有较高的遗传率;此外,常见的阴道和膀胱微生物 *Lactobacillus iners* 在系统发育上与经典可遗传的肠道微生物 *Christenellaceae* 接近,其可在尿液中遗传。因此,宿主遗传因素可能在尿路感染这类本身具有高度遗传性的疾病中对于子代宿主的泌尿道微生态组成产生着重要影响。

四、定植部位的环境

在泌尿道微生态中,由于微生物定植部位的环境不同,定植微生物的种类和数量也不尽相同。影响微生物定植的环境因素主要包括氧分压、pH 值、渗透压、营养物质可利用性、黏附位点和免疫相互作用等。

(一)泌尿道的氧分压

鉴于许多微生物具有严格的有氧或无氧代谢,泌尿道中的氧气可利用性可能在塑造泌尿道微生物群中发挥作用。在健康状态下,尿液的氧分压是相对恒定的,从肾脏(34 ～ 58mmHg)到输尿管和膀胱(19 ～ 44mmHg)逐渐下降。由于有些微生物对于氧分压的敏感度极高,因此,不同的泌尿道氧分压会影响泌尿道微生态的组成。Shannon M B 等人观察了 115 例平均年龄在 62.5 岁的健康白人女性膀胱氧分压与尿液微生物组成之间的关系。结果发现,随着膀胱氧分压的增加,尿液微生物组成多样性也明显增加,且膀胱氧分压与尿液微生物组多样性密切相关(图 2-2)。

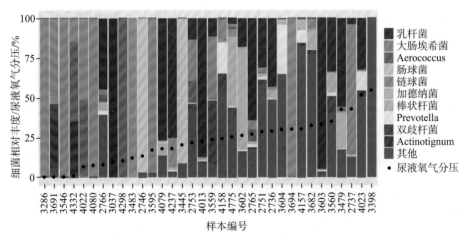

图 2-2　细菌多样性与尿液氧气分压的关系

（二）尿液的 pH 及渗透压

尿液的 pH 值因人而异,通常为酸性,但健康人尿液的 pH 值在 5 ～ 8 之间。研究表明,酸性条件以及高渗透性尿液环境能够显著提高尿液的抑菌作用。

形成尿液渗透性的主要成分是尿素和无机离子。尿素具有膜渗透性,能使蛋白质和核酸变性,而无机离子则倾向于稳定大分子。高盐增加了细菌渗透压应激(渗透保护剂的合成或运输)和厌氧代谢(如硝酸盐还原)基因的表达,减少了运动基因(鞭毛和趋化性)和嘌呤及嘧啶代谢基因的表达。高水平尿素增加了细菌本身包囊和菌毛等部分伴侣基因和毒力因子基因的表达,降低了酸胁迫和硫代谢基因的表达。

临床证据证实,尿液较高的 pH 值和较低的尿素会刺激细菌生长。

（三）尿液中的营养物质

为了支持微生物生长,泌尿道必须包含可补充的营养源。在健康的排尿状态下,泌尿道是一个恒温器,不断地充盈和排空,新形成尿液的流动可能会提供营养来支持常驻微生物。人体的尿液由许多可溶性元素组成,包括电解质、渗透性物质、氨基酸和碳水化合物。到目前为止,已经在尿液中检测出了 2 600 多种化合物。有研究发现,经培养证实为尿路感染的患者往往有多种尿液成分的改变,包括高蛋白尿,这可能是细菌利用碳和能量的潜在来源。因此,尿液营养成分改变是尿路感染易感性的一个重要因素。有证据表明,创伤患者易患尿路感染,患者创伤后 1 ～ 5 天,尿液中大肠埃希菌(*Escherichia coli*)的生长率明显高于健康志愿者。经检测,创伤患者由于肾功能损伤,其尿液中尿素含量降低 55%,尿蛋白含量高于正常人的 34 倍,游离氨基酸含量、葡萄糖和铁含量显著升高,这些因素都会影响细菌的生长。另外,老年女性尿液中尿素浓度降低,可能会促进细菌生长,因此更容易促发尿路感染。糖尿病患者比非糖尿病患者更容易患尿路感染,这也从正面证实了尿液成分的改变可能会影响泌尿道微生态。铁是几种重要代谢酶的组成成分,特别是能量代谢酶的活性所必需的,因此铁的可利用性将影响细菌的新陈代谢。从尿路感染的小鼠或人的尿液中分离出来的大肠埃希菌高表达铁摄取基因,这也证实了铁对于细菌生长的重要性。

（郭玮　李学松　关有彦）

参考文献

[1] SIDDIQUI H, NEDERBRAGT A J, LAGESEN K, et al. Assessing diversity of the female urine microbiota by high throughput sequencing of 16S rDNA amplicons[J]. BMC Microbiol, 2011,11: 244.

[2] BRUBAKER L, WOLFE A J. The female urinary microbiota, urinary health and common urinary disorders[J]. Ann Transl Med, 2017,5(2): 34.

[3] PRICE T K, HILT E E, THOMAS-WHITE K, et al. The urobiome of continent adult women: a cross-sectional study[J]. BJOG, 2020,127(2): 193-201.

[4] THOMAS-WHITE K, FORSTER S C, KUMAR N, et al. Culturing of female bladder bacteria reveals an interconnected urogenital microbiota[J]. Nat Commun, 2018,9(1): 1557.

[5] WOJCIUK B, SALABURA A, GRYGORCEWICZ B, et al. Urobiome: In sickness and in health[J]. Microorganisms, 2019,7(11).

[6] PRICE T K, LIN H, GAO X, et al. Bladder bacterial diversity differs in continent and incontinent women: a cross-sectional study[J]. Am J Obstet Gynecol, 2020,223(5): 721-729.

[7] DONG Q, NELSON D E, TOH E, et al. The microbial communities in male first catch urine are highly similar to those in paired urethral swab specimens[J]. PLoS One, 2011,6(5): e19709.

[8] NELSON D E, DONG Q, Van der POL B, et al. Bacterial communities of the coronal

sulcus and distal urethra of adolescent males[J]. PLoS One, 2012,7(5): e36298.

[9] CHAMBERS C V, SHAFER M A, ADGER H, et al. Microflora of the urethra in adolescent boys: relationships to sexual activity and nongonococcal urethritis[J]. J Pediatr, 1987,110(2): 314-321.

[10] NELSON D E, Van Der POL B, DONG Q, et al. Characteristic male urine microbiomes associate with asymptomatic sexually transmitted infection[J]. PLoS One, 2010,5(11): e14116.

[11] PRICE L B, LIU C M, JOHNSON K E, et al. The effects of circumcision on the penis microbiome[J]. PLoS One, 2010,5(1): e8422.

[12] DICKSON R P, ERB-DOWNWARD J R, HUFFNAGLE G B. Homeostasis and its disruption in the lung microbiome[J]. Am J Physiol Lung Cell Mol Physiol, 2015,309(10): L1047-L1055.

[13] SCHOMMER N N, GALLO R L. Structure and function of the human skin microbiome [J]. Trends Microbiol, 2013,21(12): 660-668.

[14] COSSEAU C, DEVINE D A, DULLAGHAN E, et al. The commensal Streptococcus salivarius K12 downregulates the innate immune responses of human epithelial cells and promotes host-microbe homeostasis[J]. Infect Immun, 2008,76(9): 4163-4175.

[15] LOPETUSO L R, SCALDAFERRI F, FRANCESCHI F, et al. The gastrointestinal microbiome-functional interference between stomach and intestine[J]. Best Pract Res Clin Gastroenterol, 2014,28(6): 995-1002.

[16] HUMMELEN R, MACKLAIM J M, BISANZ J E, et al. Vaginal microbiome and epithelial gene array in post-menopausal women with moderate to severe dryness[J]. PLoS One, 2011,6(11): e26602.

[17] EL-DEEB O S, ATEF M M, HAFEZ Y M. The interplay between microbiota-dependent metabolite trimethylamine N-oxide, transforming growth factor β/SMAD signaling and inflammasome activation in chronic kidney disease patients: A new mechanistic perspective[J]. J Cell Biochem, 2019,120(9): 14476-14485.

[18] MONACHESE M, BURTON J P, REID G. Bioremediation and tolerance of humans to heavy metals through microbial processes: a potential role for probiotics?[J]. Appl Environ Microbiol, 2012,78(18): 6397-6404.

[19] FRIESEN M C, COSTELLO S, THURSTON S W, et al. Distinguishing the common components of oil- and water-based metalworking fluids for assessment of cancer incidence risk in autoworkers[J]. Am J Ind Med, 2011,54(6): 450-460.

[20] NEE L E, GOMEZ M R, DAMBROSIA J, et al. Environmental-occupational risk factors

and familial associations in multiple system atrophy: a preliminary investigation[J]. Clin Auton Res, 1991,1(1): 9-13.

[21] MIRVISH S S. Role of N-nitroso compounds (NOC) and N-nitrosation in etiology of gastric, esophageal, nasopharyngeal and bladder cancer and contribution to cancer of known exposures to NOC[J]. Cancer Lett, 1995,93(1): 17-48.

[22] CRYAN J F, O'RIORDAN K J, COWAN C, et al. The microbiota-gut-brain axis[J]. Physiol Rev, 2019,99(4): 1877-2013.

[23] WHITESIDE S A, RAZVI H, DAVE S, et al. The microbiome of the urinary tract--a role beyond infection[J]. Nat Rev Urol, 2015,12(2): 81-90.

[24] RUDICK C N, TAYLOR A K, YAGGIE R E, et al. Asymptomatic bacteriuria Escherichia coli are live biotherapeutics for UTI[J]. PLoS One, 2014,9(11): e109321.

[25] ROSEN J M, KLUMPP D J. Mechanisms of pain from urinary tract infection[J]. Int J Urol, 2014,21 Suppl 1(0 1): 26-32.

[26] CRYAN J F, DINAN T G. Mind-altering microorganisms: the impact of the gut microbiota on brain and behaviour[J]. Nat Rev Neurosci, 2012,13(10): 701-712.

[27] GHARTEY J P, SMITH B C, CHEN Z, et al. Lactobacillus crispatus dominant vaginal microbiome is associated with inhibitory activity of female genital tract secretions against Escherichia coli[J]. PLoS One, 2014,9(5): e96659.

第三章

泌尿道微生态与疾病

💉 第一节　尿失禁患者的泌尿道微生态

一、发病概况

（一）定义

国际尿控协会（international continence society，ICS）将尿失禁（urinary incontinence，UI）定义为"任何尿液经尿道不自主地流出"。尿失禁的定义描述了患者或其护理者观察到的任何尿液不自主流出的漏尿症状，此外尿失禁还可以根据体征及尿动力学表现进一步分类。评价尿失禁的时候，非常有必要首先明确尿失禁发生的类型、严重程度，以及对生活质量的影响。

（二）分型

国际尿控协会制订了国际标准化分类方案，但对目前个别名称进行了重新校正，现归纳如下。

1.**压力性尿失禁**　主诉用力或体力活动（包括体育运动）或打喷嚏/咳嗽时出现的尿液不自主地流出。有些文献中用"活动相关尿失禁"，与"精神压力性尿失禁"加以区别。

2.**急迫性尿失禁**　主诉伴随着尿急出现的不自主的尿液流出。

3.**混合性尿失禁**　主诉伴随着尿急，同时用力、强体力活动或者咳嗽、打喷嚏都会出现尿液的不自主流出。

4. 尿道过度活动（不稳定尿道） 是指储尿期尿道压力自发或诱发性下降，不伴有逼尿肌收缩，出现的尿液不自主流出。

5. 完全性尿道关闭不全（括约肌源性尿失禁） 是指尿道关闭压呈持续负值，无膀胱压增高，出现的尿液不自主流出。当尿失禁为持续性时，称为完全性尿道功能关闭不全。

6. 逼尿肌过度活动性尿失禁 是指因神经病变或其他原因引起的逼尿肌过度活动作为动力引起的尿液不自主流出，尿道对尿流的控制功能可能正常或降低，也可与尿道梗阻并存，也可能无明确的原因。

7. 充溢性尿失禁 是指膀胱过度充盈，无逼尿肌收缩的情况下，仅仅因为膀胱腔内压力升高超过尿道最大压力时，出现的尿液不自主流出。

（三）流行病学概况

最新的流行病学数据显示，20 岁以上女性的总体患病率为 17%，60 岁以上女性的总体患病率为 38%，且随年龄的增长而增加。2005—2016 年间，美国女性尿失禁的患病率为 53%；16% 的女性患有混合性尿失禁，26% 的女性患有压力性尿失禁，10% 的女性患有急迫性尿失禁。急迫性尿失禁和混合性尿失禁在 ≥ 60 岁的女性中最高，而压力性尿失禁在 40 ~ 59 岁的女性中最高。欧洲女性尿失禁患病率报道为 35%，其中压力性尿失禁是最常见的类型。中国成年女性尿失禁的患病率为 46.5%；中、重度尿失禁发病率为 13.4%，其中压力性尿失禁、混合性尿失禁和急迫性尿失禁的患病率分别为 59.6%、34% 和 6.4%。在 > 50 岁年龄段的人群中，压力性尿失禁的患病率 > 50%。总之，随着年龄的增长，尿失禁发病率明显升高且混合性尿失禁患病率明显增加。在所有年龄组中，压力性尿失禁最常见，其次为混合性尿失禁，再次为急迫性尿失禁。

二、病因学

女性尿失禁是影响女性生活质量的主要疾病。高龄、阴道分娩、高体重指数、高舒张压、吸烟、便秘、慢性盆腔痛及盆底器官脱垂是成年女性压力性尿失禁的危险因素。大量研究报道引起女性尿失禁的病因,主要包括尿道支持组织受损、尿道括约肌受损及功能异常、膀胱逼尿肌受损及功能异常、大脑皮层对膀胱控制功能障碍,以及一些先天性病变因素等。

众所周知,将肠道菌群与中枢神经系统功能联系起来的研究强调了整个人体微生物生态位的生物学重要性。泌尿微生物群或许也具有类似的潜力,特别是其与大脑及膀胱功能之间的联系方面,因此,泌尿道微生态的紊乱可能在女性尿失禁的病理生理中发挥着重要作用。

采用 16S rRNA 基因测序和 EQUC 培养的泌尿道微生物组来研究不同亚型尿失禁患者与无症状患者之间的微生物组差异。一项关于女性尿失禁的横断面研究结果表明,相比于健康对照组,尿失禁组采用 EQUC 培养结果呈现阳性的比例显著更高。其中对照组的培养组学阳性比例为 57%,而压力性尿失禁培养组学阳性比例达到 87%,急迫性尿失禁培养组学阳性比例达到 81%。同时,尿失禁组的 α 多样性比对照组显著增加,且均匀度指数则与尿失禁密切相关。在对照组最常培养出的细菌类别为 *Lactobacillus iners*（12.7%）、咽峡炎链球菌（*Streptococcus anginosus*）（12.7%）、*L.crispatus*（10.7%）以及 *L.gasseri*（10%）;压力性尿失禁组常见菌类为咽峡炎链球菌（26%）、*Lactobacillus iners*（18%）,表皮葡萄球菌（*Staphylococcus epidermidis*）（18%）以及 *L. jensenii*（16%）;急迫性尿失禁常见菌为咽峡炎链球菌（30.3%）、*L.gasseri*（22%）、*Aerococcus urinae*（18.3%）以及阴道加德纳菌（*Gardnerella vaginalis*）

（17.4%）。由此可见，在成年女性中，泌尿道微生态的改变可能是引起女性尿失禁的潜在病因。

三、尿失禁患者泌尿道微生态特征

（一）急迫性尿失禁

Nardos R 团队研究发现，非急迫性尿失禁和急迫性尿失禁女性的膀胱微生物群在 α 多样性及 β 多样性上并无显著差异（图 3-1）。与对照组相比，在急迫性尿失禁女性患者的膀胱微生态中主要存在的细菌包括双歧杆菌属（*Bifidobacterium*）、加德纳菌属（*Gardnerella*）、普雷沃菌（*Prevotella*）、*Sneathia*、*Faecalibacterium*、*Varibaculum*、*Actinotignum* 以及 *Aerococcus* 等，而乳杆菌属（*Lactobacillus*）丰度在对照组和急迫性尿失禁女性膀胱中均占主导地位。

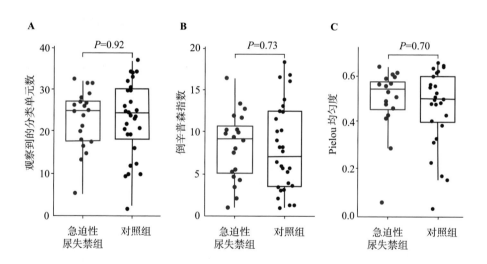

图 3-1　急迫性尿失禁患者与健康女性膀胱尿液微生态多样性分析

A. 观察到的分类单元数；B. 倒辛普森指数；C.Pielou 均匀度。

同时，Karstens L 等人还发现，急迫性尿失禁女性患者的泌尿道微生态 α 多样性与症状严重程度具有显著相关性，多样性指标与膀胱过度活动症症状困扰问卷呈正相关，即急迫性尿失禁女性的症状越严重,则其泌尿微生物群落的微生物多样性越低(图 3-2)。同样,一项对因压力性尿失禁而接受手术的女性的研究中,发现术后急迫性尿失禁症状的出现似乎与微生物的均匀性增加有关,这也从侧面表明急迫性尿失禁症状不太可能由单一微生物主导。

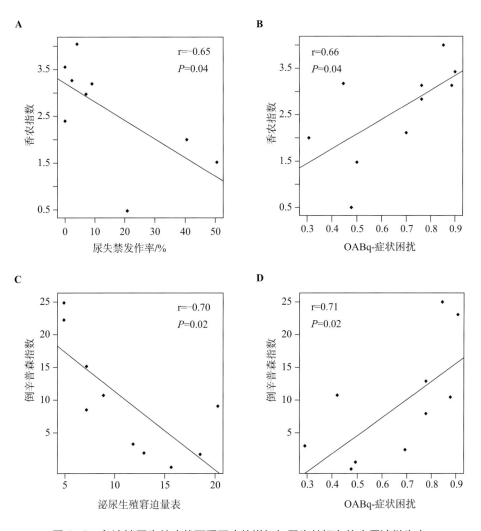

图 3-2 急迫性尿失禁症状严重程度的增加与尿失禁妇女体内尿液微生态多样性的减少有关

A. 尿失禁发作百分比与香农指数负相关;B. OABq- 症状困扰与香农指数正相关;
C. 泌尿生殖窘迫量打分与倒辛普森指数负相关;D. OABq- 症状困扰与倒辛普森指数正相关。

Pearce M M 等人的研究同样确定了泌尿道微生态与急迫性尿失禁之间的关联,相比于对照组,采用 EQUC 培养发现 9 种细菌在急迫性尿失禁中更容易培养出阳性,包括 *Actinobaculum*、放线菌属(*Actinobacteria*)、*Aerococcus*、*Arthrobacter*、棒状杆菌属(*Corynebacterium*)、加德纳菌属、*Oligella*、葡萄球菌属(*Staphylococcus*)以及链球菌属(*Streptococcus*)。同时,与 Nardos R 团队的研究一致,在对照组和病例组中均检出乳杆菌属,但有所不同的是,在病例组中,*L.gasseri* 乳杆菌检出率较高;而在对照组中,*L.crispatus* 乳杆菌检出率最高。在乳杆菌属内这些物种水平的联系的生物机制尚不清楚,其可能表明 *L.gasseri* 和 *L.crispatus* 在维持健康的泌尿环境中的不同作用。当然,也有可能 *L.gasseri* 的过度生长是因为 *L.crispatus* 及其他乳杆菌在尿失禁病理情况下被病原体消耗所引起的菌群失衡,例如 Yamamoto H S 团队的研究表明,与 *L.gasseri* 相比,*L.crispatus* 的上皮定植更容易被泌尿生殖系统病原体消耗。

另外,Pearce M M 等人关于急迫性尿失禁女性中加德纳菌属丰度增加和乳杆菌属丰度减少的现象,在 Nardos R 团队的研究中并未发现。这可能是由于两项研究的病例组和对照组在绝经状态和雌激素使用方面入组比例不同引起的。

Pearce M M 团队后续 16S rRNA 测序与前期 EQUC 培养的研究结果一致,在急迫性尿失禁患者泌尿道微生态中,除了加德纳菌和乳杆菌占主导地位外,尿路病原体如 *Aerococcus urinae*,阴道加德纳菌属和 *L.gasseri* 均与急迫性尿失禁密切相关,而 *L.crispatus* 与无下尿路症状的女性相关。

(二)压力性尿失禁的泌尿道微生态特征

已有研究表明,女性泌尿微生物群与急迫性尿失禁有关。但目前为止,针对女性压力性尿失禁的泌尿微生物群特征的研究不多。Thomas-White K J 等人的研究表明,尽管在 197 例接受压力性尿失禁手术的女性样本中有86%的样本可检测到细菌DNA，但仍没有发现细菌多样性与压力性尿失禁症状之间的关联。而另一项关于压力性尿失禁和盆腔器官脱垂并发患者的研究中，发现 Atopobium vaginae 和 Finegoldia magna 与术前下尿路症状严重程度有关。值得注意的是，A.vaginae 是细菌性阴道病（阴道菌群紊乱综合征）微生物组特征的一部分，而患有该疾病的女性排尿困难等尿路症状，可能与该菌的存在有关。同时，通过 EQUC 培养组学观察到的结果显示，与对照组相比，压力性尿失禁患者更容易培养出咽峡炎链球菌属、Lactobacillus iners、表皮葡萄球菌属以及 L. jensenii 等。

（三）混合性尿失禁的泌尿道微生态特征

混合性尿失禁是一种与急迫感和压力刺激相关的不自主尿漏。由于泌尿道微生物组可能在急迫性尿失禁中发挥作用，而混合性尿失禁包含急迫性尿失禁症状在内，那么其尿液微生物组是否也可能在混合性尿失禁中起作用？

Thomas-White K J 等人利用清洁中段尿和导尿术等方式收集的尿液样本测序结果表明，在压力性尿失禁合并急迫性尿失禁症状的女性患者中，乳杆菌属的丰度显著下降。然而，一项仅采用导尿术收集的 123 例混合性尿失禁患者与 84 例健康对照尿液样本的研究结果显示，混合性尿失禁病例和无症状对照之间的乳杆菌优势度没有差异。同时，该研究发现，尿液细菌群落类型在年龄相似的混合性尿失禁组和对照组中没有差异，α 多样性及 β 多样性在两组间无明显差异。而后续对年龄小于 51 岁的女性进行狄利克雷多项混合模型分析发现，细菌群落类型在混合性尿失禁组与对照组出现显著性差异，而在年龄大于或等于 51 岁的混合性尿失禁和健康女性间没有差异。对于目前研究结果来看，相较于急迫性尿失禁，混合性尿失禁泌尿道微生态的研究还很匮乏，在所有失禁类型中，混合性尿失禁是最难治疗的,其病理生理学了解最少,治疗方法最不规范,带来了重大的治疗挑战。因此,如果能够从泌尿道微生态的角度对于其病因及针对性的治疗手段有所突破,将为混合性尿失禁的治疗指引新方向。

（郭玮　凌宗欣　祖雄兵　Aaron W. Miller）

第二节　尿路结石患者的泌尿道微生态

一、发病概况

（一）概述

尿路结石（urolithiasis）又称为尿石症,是指发生在肾、输尿管、膀胱及尿道内的结石,为最常见的泌尿外科疾病之一。可由身体代谢异常、尿路梗阻或感染,以及使用某些药物等引起。尿路结石可分为上尿路结石和下尿路结石,临床以上尿路结石多见。随着医学的发展,已经形成一套比较完整的泌尿系结石诊疗体系,可获得较为满意的短期治疗效果。但泌尿系结石的患病率及复发率均处于较高水平,所以急需采取有效措施来预防尿路结石的发生发展和降低结石术后复发率。

（二）分类

尿路结石的分型是根据泌尿系统结石所在部位、晶体化学成分、病因等进行综合分类的。

1. 泌尿系统结石所在部位

（1）上尿路结石：①肾结石（renal calculus, RC）；②输尿管结石

（ureteral calculus，UC）。

（2）下尿路结石：①膀胱结石（vesical calculus，VC）包括原发性膀胱结石（primary vesical calculus，PVC）和继发性膀胱结石（secondary vesical calculus，SVC）；②尿道结石（urethral calculus，UC）。

2. 根据结石化学成分

（1）含钙结石：①草酸钙；②磷酸钙/碳酸磷灰石；③碳酸钙。

（2）非含钙结石：①胱氨酸结石；②黄嘌呤结石；③尿酸/尿酸盐结石；④磷酸镁铵结石；⑤基质结石/纤维素结石。

3. 根据病因分类

（1）代谢性结石。

（2）感染性结石：感染性结石是指由于尿液中分解尿素的病原体感染泌尿系统而形成的磷酸铵镁结石和磷酸钙结石。

（3）药物性结石。

（4）特发性结石。

4. 根据结石活动性分类

（1）代谢活动性结石：具备下列一种或一种以上条件者为代谢活动性结石；①在过去的1年中有新结石形成；②在过去的1年中见到已存在的结石生长；③在过去的1年中排出小结石。

（2）代谢非活动性结石：在过去的1年内未出现上述情况或无结石形成。

（3）不能确定代谢活动性结石：因未得到足够的临床资料而不能确定结石的代谢活动性。

（4）外科活动性结石。

（三）流行病学概况

资料显示，5%～10%的人在其一生中至少发生过1次尿路结石。随着生活方式的改变，近年来肾结石的发病率飞速增长，现已达

11%，较 30 年前增长了 3 倍。我国尿路结石的发病率为 1%～5%，南方地区高达 5%～10%。男女比例为 3∶1，上尿路结石男女比例相近，下尿路结石男性明显多于女性，好发年龄在 25～40 岁。而在西方国家，结石的患病率在女性中的增长率为 22.0%，而在男性中几乎保持不变。全球范围内，尿石症的发病率有明显地区差别，热带和亚热带地区是其好发地区，我国南方的发病率明显高于北方地区。

二、病因学

影响结石形成的因素有很多，年龄、体重指数、性别、种族、遗传、环境因素、饮食习惯和职业对结石的发生发展和严重程度都有很大的影响。身体代谢异常、尿路梗阻、感染、异物和某些药物的使用是结石形成的常见病因。泌尿系统的梗阻、异物和感染可促进尿石形成，反之尿石又可以导致尿路梗阻，加重感染，促进结石进一步发展，形成恶性循环。抗生素驱动的功能失调也是结石形成的一个潜在风险因素，30% 的患者在结石发病初期至少使用过一种抗生素，抗生素的使用可能通过改变尿液化学成分和泌尿系微生态增加肾结石的复发概率。

目前泌尿系统结石的形成机制尚未完全阐明，肾钙化斑、过饱和结晶、免疫抑制学说等是结石形成的基本学说。自 2005 年第一个"国际人体微生物组联盟"成立以来，国内外学者对细菌感染性尿路结石的形成机制进行了大量研究，关于肾结石的形成有以下三种假设：①细菌附着在晶体周围形成生物膜，导致晶体聚集。譬如 Enterobacteriaceae 等细菌选择性地聚集在一水草酸钙晶体及其周围，当大肠埃希菌（*Escherichia coli*）与草酸钙（CaOx）同时存在时，其成岩作用可以加速肾脏 CaOx 沉积的病理过程；②细菌可能通过产生柠檬酸裂解酶分解柠檬酸，降低其在尿液中的饱和度，引起 CaOx 过饱和度升高,进而导致晶体的形成;③肾结石的基质主要是炎性蛋白。细菌与尿路上皮结合,可引起炎症反应、炎性蛋白及天然免疫蛋白的释放,形成结石基质内核,并从晶体尿发展至结石形成。

另外在早期研究中 *Oxalobacter formigenes* 因具有降解肠道内草酸的能力被认为与尿路结石有密切联系。*Oxalobacter formigenes* 是一种革兰氏阴性、专性厌氧菌,是人类和其他哺乳动物大肠中正常菌群的一部分。但一些研究通过对 *Oxalobacter formigenes* 本身或者其他具有降解功能的益生菌进行干预,发现其不一定能降低尿酸的排泄量,由此也提示我们肾-肠轴不仅只依靠 *Oxalobacter formigenes* 的存在。

高通量测序技术的应用使人们对肠道菌群有了更进一步的了解。随着研究的深入,已证明多种肠道微生态参与了尿路结石的形成过程,大量研究揭示肾结石患者存在肠道菌群紊乱。如 Stern、Chen、Denburg、Zhao 和 Liu 等多个团队的研究均表明患者肠道产短链脂肪酸(short-chain fatty acid, SCFAs)的细菌如乳杆菌(*Lactobacillus*)、双歧杆菌(*Bifidobacterium*)、*Blautia*、*Akkermansia*、*Roseburia*、*Faecalibacterium*、梭形杆菌(*Fusobacterium*)、*Ruminococcus* 和 *Anaerostipes* 等减少。肾结石患者的肠道微生态与健康人群明显不同,这表明微生物对于结石的发生发挥了作用。此外,研究表明肠道微生态紊乱可导致肥胖和糖尿病等慢性代谢性疾病,而这些代谢性疾病又与泌尿系结石形成密切相关。同时,国外学者也提出,"肾-肠轴"的存在与结石的发生有关。

在上尿路结石中有 70% ~ 80% 是草酸钙结石,尿中草酸含量增高是导致尿草酸钙结石形成的主要因素,肠道吸收性草酸是尿草酸的重要来源,近年来研究发现,肠道中的一些细菌 *Oxalobacter formigenes*、乳杆菌、*Enterococcus faecalis*、迟缓真杆菌(*Eubacterium lentum*）可利用草酸作为能源使肠道可吸收性草酸含量减少,从而减少草酸钙结石的形成。因此,采用益生菌制剂使尿中草酸排泄减少为尿路结石治疗提供了新思路。常用的益生菌制剂包括 *Oxalobacter formigenes*、乳杆菌、双歧杆菌、肠球菌（*Enterococcus*）和草酸盐降解物的混合物。

三、尿路结石患者的泌尿道微生态特征

16S 测序技术和增量尿培养（enhanced quantitative urine culture, EQUC）技术的推广应用发现,泌尿道内有多种数量丰富的微生物与宿主相互作用,从而否定了健康人"膀胱无菌""泌尿道无菌""尿液无菌"的传统认知。多项研究表明,泌尿系统微生态的失调与多种泌尿系统疾病有关,其中包括尿路结石。在探究尿路结石患者的尿液微生态时发现,在解剖位置方面,肾盂尿液可能比膀胱尿液更能反映肾脏定植的微生物群。因此,研究尿微生物群在尿石症中的作用最好是分析肾盂尿中的微生物群落。此外,Alan 团队的研究进一步表明,导尿术采集的膀胱尿液样本可用于替代耻骨上膀胱穿刺采集的尿液,因两者不管从培养学的角度还是从测序的角度来看,其菌群结构均相似（图 3-3）。结石患者的尿液微生态明显不同于健康个体。同时,尿路结石中尿液微生物菌群的种类及数量会因性别,年龄,结石组成,是否使用抗生素,结石家族史等而有所不同。早期研究观察到,除了鸟粪石肾结石患者,其他类型的结石患者尿培养常呈阳性,表明尿液微生态几乎与所有类型的肾结石相关。

最近研究表明,肾脏和尿路微生态均可对泌尿系统健康产生影响。产生脲酶的细菌如奇异变形杆菌（*Proteus mirabilis*）、肺炎克雷伯菌（*Klebsiella pneumoniae*）、金黄色葡萄球菌（*Staphylococcus aureus*）、铜绿假单胞菌（*Pseudomonas aeruginosa*）、沙雷菌（*Serratia*）

和 *Morganella* 等与结石的形成和复发有关。另外,在结石患者发现其尿液与肠杆菌科细菌具有很强相关性,这表明该细菌可能会促进泌尿道结石的形成。研究表明,结石的类型与某些特定细菌有关,譬如,一些与尿路感染相关的细菌会产生尿素酶,尿素酶通过分解尿素,增加 pH 值,并可能导致鸟粪石形成。因此阐明其发生机制将有利于临床治疗方案的制定。

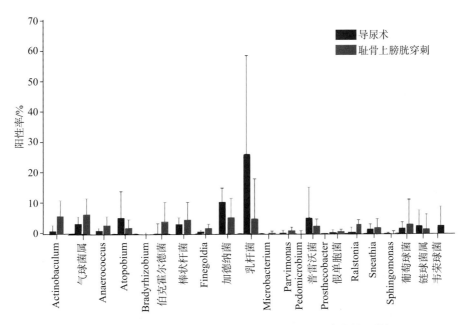

图 3-3　导尿术与耻骨上膀胱穿刺采集膀胱尿液微生态差异分析

Xie J 等人利用 16S rRNA 基因测序发现了男性结石患者的尿液微生态(图 3-4,图 3-5)。患者尿液的多样性指数如香农指数和倒辛普森指数均低于健康组,其丰富度指数 ACE 和 Chao 1 以及 α- 多样性指数也低于健康组。肾结石患者和健康对照组的尿液微生物群结构也存在差异。在门水平上,两组间 Bacteroidetes、变形菌门(Proteobacteria)和 Firmicutes 的平均丰度差异有统计学意义。其中检测到肾结石患者的膀胱尿中变形菌门的平均代表性较高,而 Firmicutes 和 Bacteroidetes 的平均代表性较低。在其他分类水平上,二者也存在一些差异,对于 Faecalibacterium 和乳杆菌的相对丰度,结石组低于健康组。有趣的是,这项研究还比较了肾结石患者的膀胱尿液和肾盂尿液的尿液微生物群,发现在门或纲水平上这两个组的总体细菌成分很相似,在属水平上,这两个类群有一些差异,在肾结石患者肾盂尿液中发现,Anoxybacillus 丰度较高,梭形杆菌属(Fusobacterium)丰度较低。通过进一步应用 Lefse(Linear discriminant analysis Effect Size)在对照组、肾结石膀胱尿组和肾结石肾盂尿组中发现,有 31 种细菌可用来辨别尿路结石。在属水平上分化最多的三个类群分别是健康组的普雷沃菌(Prevotella)、肾结石膀胱尿组的不动杆菌(Acinetobacter)和肾结石肾盂尿组的 Anoxybacillus。

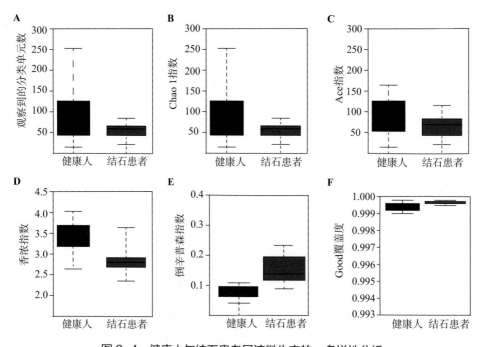

图 3-4　健康人与结石患者尿液微生态的 α 多样性分析

A. 观察到的分类单元数;B.Chao 1 指数;C.Ace 指数;D. 香农指数;
E. 倒辛普森指数;F.Good 覆盖度。

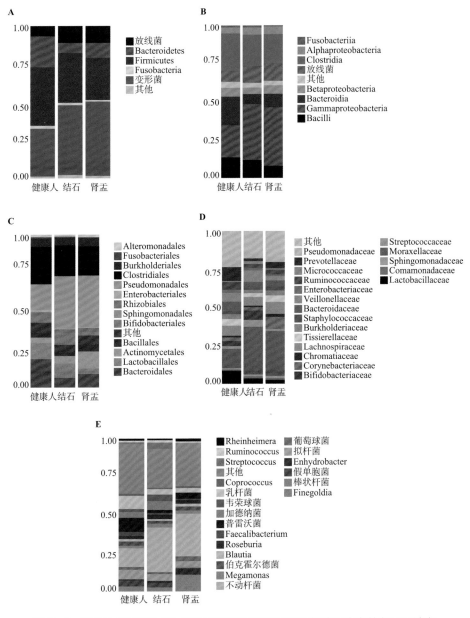

图 3-5　健康人的膀胱尿液、肾结石患者的膀胱尿液和肾结石患者的肾盂尿液在
不同分类水平上的细菌平均相对丰度

A.门水平；B.纲水平；C.目水平；D.科水平；E.属水平。

研究发现,尿液和结石中的细菌类型之间存在一致性。在结石和患者尿液样本之间的微生物分类学特征中检测到重叠。譬如说，Tavichakorntrakool R 等通过（测序和 EQUC）分析结石患者的尿液和结石的微生物发现，大肠埃希菌是尿液和结石中发现的最常见的细菌，除此之外，尿液中常见的细菌还有 *Enterococcus spp*、克雷伯菌（*Klebsiella spp*）和 *Enterobacter spp*，而在结石中常见的菌为 *P. mirabilis* 和克雷伯菌。同时，从尿液和结石基质中分离出的细菌类型中，肺炎克雷伯菌、铜绿假单胞菌、凝固酶阴性葡萄球菌（*Coagulase-negative staphylococcus*）、*Citrobacter freundii*、*Acinetobacter baumannii*、*Acinetobacter lwoffifii* 等的丰度也较高（图 3-6）。Dornbier RA 等人也发现尿液和结石微生态具有相似性。他们通过收集膀胱尿和上尿路尿，以及制成结石浓浆来进行测序和培养发现葡萄球菌属（*Staphylococcus*）、韦荣球菌属（*Veillonella*）、链球菌属（*Streptococcus*）、棒状杆菌属（*Corynebacterium*）、嗜血杆菌属（*Haemophilus*）、变形杆菌（*Proteus*）、乳杆菌属、双歧杆菌属、Enterobacteriaceae 在阳性结石中占优势。

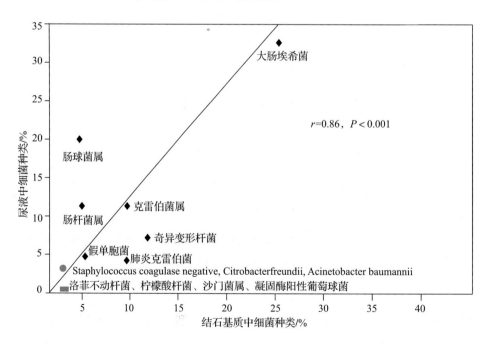

图 3-6　尿液和结石基质中的细菌种类的线性回归分析

此外,研究人员发现韦荣球菌和嗜血杆菌这两种罕见于泌尿系统的细菌在结石和尿液中丰度较高。近期其他多项研究还发现韦荣球菌属是泌尿系统的共生菌。韦荣球菌是一种革兰氏阴性厌氧菌,常见于口腔微生态,它可促进口腔细菌生物被膜的形成。结石与细菌生物被膜的关系在以上病因学已有说明。嗜血杆菌是一种革兰氏阴性杆菌,通常认为它与上呼吸道感染有关。然而,现有一些研究表明它与感染性结石的发生有关。由于从结石样本分离这两种细菌有较大难度,因此它们在结石中的作用尚需进一步研究。

Zampini A 等人的研究表明,尿液微生态与尿路结石的形成、发展及严重程度的关联较肠道微生态更为紧密。尿路结石人群与健康人群的差异主要是尿路结石人群尿液中乳杆菌的变化。同时他们还发现尿路结石队列粪便中的 *Lachnospiraceae* 和尿路结石病人尿液中的 *Enterobacteriaceae* 可视为生物标志物。同时通过对尿路结石患者尿液微生态的进一步研究,研究人员发现还有其他影响因素。

(1)高血压:Hong SY 等人通过研究发现,结石患者中的尿液微生态与高血压有关,Liu 等人也发现结石合并高血压患者具有独特的尿微生物群(图 3-7)根据血压分为三组:血压正常、高血压和高血压前期。通过观察这几组间微生物群落组成的差异发现健康个体以加德纳菌属(*Gardnerella*)为主,血压正常以葡萄球菌属为主,高血压和高血压前期以 *Sphingomonas* 为主,有趣的是,研究发现尿石症的尿液微生态显著差异仅发生在血压正常者和高血压或高血压前期者之间,这也意味着尿微生物组的变化可能开始于高血压前期阶段。细菌的丰度也随着血压阶段不同而有所不同,譬如,假单胞菌属(*Pseudomonas*)在三组中均呈逐渐上升的趋势。

(2)感染:尿路感染和尿石症有很强的相关性,尿石症可引起结石形成,其结石通常为感染性结石。在一项儿童肾结石患者的回顾性研究中,Lemberger U 等人发现儿童肾结石患者有尿路感染增加的风险。此外,他们还发现结石的大小与尿路感染的风险之间呈正相关。与无尿结石的尿路感染儿童相比,有结石患者中 *P. aeruginosa* 和 *P. mirabilis* 略多。

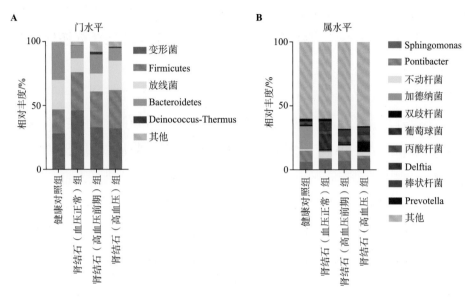

图 3-7　健康人和血压正常、高血压前期及高血压结石患者尿液微生态分析

A.门水平;B.属水平。

（柳丰萍　王诗瑜　夏强　Aaron W. Miller）

第三节　细菌性阴道炎患者的泌尿道微生态

一、发病概况

（一）定义

细菌性阴道炎（bacterial vaginosis，BV），又称细菌性阴道病、非特异性阴道炎（non-specific vaginitis），是由于阴道内微生态平衡失调引起的阴道分泌物增多，白带有鱼腥臭味及外阴瘙痒灼热的综合征。其原因是细菌大量滋生。常见的症状包括有阴道分泌物增加，而且分泌物有鱼腥味，且色泽多为白或灰色。排尿时偶尔伴随灼热感，一般不伴有瘙痒，某些时候甚至可能完全没有任何症状出现。

（二）分型

细菌性阴道炎按照感染细菌的种类可以划分为多种类型，其中包括嗜血杆菌性阴道炎、棒状杆菌阴道炎、厌氧菌性阴道炎、加德纳菌性阴道炎等。

1. 嗜血杆菌性阴道炎 嗜血杆菌性阴道炎是指由嗜血杆菌（*Haemophilus*）感染导致的阴道炎。嗜血杆菌为小而短的多形性革兰氏阴性杆菌，在新鲜的涂片中常可见到无数成堆的杆菌，少量脓细胞及大量的阴道上皮细胞。在成熟的阴道上皮细胞表面，由于细菌的黏附而呈点状或颗粒状，细胞边缘晦暗，呈锯齿形，这种细胞称为线索细胞（clue cells），此为本病的特征。此型阴道炎常伴有厌氧性革兰氏阴性杆菌及革兰氏阳性球菌的存在，因此有人认为合并厌氧性细菌感染是导致阴道炎的原因。在非特异性阴道炎分泌物的涂片镜检或细菌培养中，90% 存在阴道嗜血杆菌（*Vaginal hemophilus*）。同时，约 40% 的正常健康妇女的阴道内存在嗜血杆菌。其主要症状为白带增多，有鱼腥或氨的臭味。常伴有阴道灼热感、性交痛及外阴瘙痒。检查可见阴道黏膜充血，呈灰红色，有轻度水肿，分泌物多呈均质性、稀薄、灰白色，有时呈乳黄色或灰绿色，伴腥臭味。嗜血杆菌性阴道炎多见于生育年龄妇女。

2. 棒状杆菌阴道炎 棒状杆菌阴道炎由棒状杆菌（*Corynebacterium*）感染所导致的阴道炎。

3. 厌氧菌性阴道炎 厌氧菌性阴道炎是由于阴道内的有害厌氧

菌大量繁殖,打破了阴道中原有的菌群平衡导致的。因厌氧菌生长代谢产生大量的氨,故分泌物带有鱼腥臭味,尤其在经期或性行为结束后臭味更明显。

4. **加德纳菌性阴道炎** 1955 年 Gardner HL 及 Dukes CD 首先从非特异性阴道炎的阴道分泌物中分离出一种革兰氏阴性杆菌,认为是非特异性阴道炎的病原菌,被命名阴道嗜血杆菌,后又命名为阴道加德纳菌(*Gardnerella vaginalis*)。

（三）流行病学概况

细菌性阴道炎是性生活活跃期妇女常见的阴道感染性疾病之一,也是导致阴道分泌物增多及异味的最常见原因。不同国家和地区细菌性阴道炎的发病率因诊断方法的不同、人种差异等而具有较大差异,其中北美地区患病率为 7.1% ~ 29.2%,西欧地区为 7% ~ 23.2%,中东地区为 16.2% ~ 50%,南亚及东南亚地区为 10.3% ~ 32.5%,非洲为 29.9% ~ 52.4%。国内调查数据显示,细菌性阴道炎在健康体检妇女中约占 11%,在妇科门诊阴道炎症患者中占 36% ~ 60%。目前,细菌性阴道炎的致病原因尚未完全明确,但可能与多个性伴侣、频繁性交、反复阴道灌洗等因素有关。同时,调查发现男性伴侣包皮环切术可降低女性细菌性阴道炎的风险,从未有过性生活的女性则很少患该疾病。

二、病因学

细菌性阴道炎的发病机理目前尚未完全明确。正常情况下,阴道内寄生着多种细菌,包括乳杆菌(*Lactobacillus*)、链球菌(*Streptococcus*)、表皮葡萄球菌(*Staphylococcus epidermidis*),以及部分厌氧菌(*Anaerobe*)、类杆菌等,这些菌保持适当的比例,共同维系着阴道内的菌群生态平衡。正常妇女阴道分泌物中每毫升约含有 10^6 以上的菌落。

健康育龄妇女阴道内乳杆菌占有绝对数量优势,占总细菌数的90%以上。在内分泌激素的影响下,阴道上皮细胞增生活跃,其表层细胞含有大量的糖原,该环境有利于乳杆菌的生长。同时,乳酸杆菌的大量定植可抑制其他细菌的生长,对维持阴道内的细菌生态环境具有重要意义。然而,当进入更年期阶段,随着雌激素的分泌减少,阴道上皮萎缩,表皮细胞的糖原减少,导致乳杆菌的生长受到抑制,其他细菌过度生长引起阴道内细菌微生态失衡,导致细菌性阴道炎。另外大量长期使用抗生素、频繁使用碱性液体冲洗阴道、频繁性交(精液为碱性,pH=7.2 ～ 7.8)同样抑制乳杆菌的生长,增加细菌性阴道炎的患病概率。

若阴道内的乳杆菌生长受到抑制,厌氧菌大量增殖,则会产生挥发性的氨类物质,释放出鱼腥臭味,同时氨类物质使阴道内的 pH 值升高,抑制乳杆菌的生长,进一步加剧疾病的进展。

三、细菌性阴道炎患者泌尿道微生态特征

目前,细菌性阴道炎和泌尿道微生态之间的研究还处于起步阶段,已发表的研究成果较少。从已有文献分析,细菌性阴道炎患者和健康人之间的泌尿道微生态存在差异。细菌性阴道炎是最常见的阴道感染性疾病,其患病率从 10% 到 65% 不等,主要与性传播疾病有关。许多严重的妇产科并发症都与细菌性阴道炎相关。治疗女性尿路感染也需要同时治疗生殖道感染。2000 年有美国学者报道称,患有细菌性阴道炎的女性比健康女性患尿路感染的风险更大;2002年,该团队的研究人员报告了孕妇尿路感染与细菌性阴道炎之间具有相关性。

细菌性阴道炎从微生物群落角度定义为以乳杆菌为主的阴道菌群向更多样化的细菌菌群转变,包括兼性和严格厌氧微生物的过度生长。细菌性阴道炎的菌群包括厌氧菌,例如阴道加德纳菌、普

雷沃菌（*Prevotella*）、*Peptostreptococcus spp.*、*Mobiluncus spp.*、细菌性阴道病相关细菌（BVAB）1、2、3 和 TM7 型，以及 *Megasphaera spp.*。

多项临床研究的数据表明,女性的阴道微生物群会影响对泌尿道感染的易感性。例如,患有细菌性阴道炎的女性比以乳杆菌为优势菌的女性具有更高的泌尿道感染风险。此外,临床试验表明,影响微生物菌群的阴道干预措施(例如阴道益生菌和雌激素治疗)可以有效降低复发性尿路感染的发生率。

德国学者 Gottschick C 等人收集了细菌性阴道炎患者和健康人的尿液标本,进行了 16S rRNA 的测序分析。该研究不仅收集了细菌性阴道炎患者治疗前后的尿液样本,还收集了正常男性的尿液样本。通过聚类分析发现,健康男性泌尿微生物群和健康女性泌尿道微生物群之间并没有显著差异(图 3-8)。

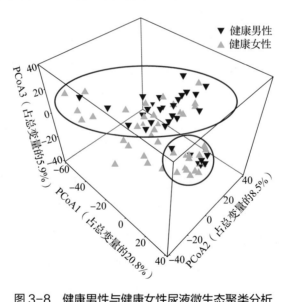

图 3-8　健康男性与健康女性尿液微生态聚类分析

作者将健康女性的尿液微生物群与急性细菌性阴道炎患者的尿液微生物群进行比较,发现其分为两个不同的簇,基本可以将健康女性和急性细菌性阴道炎患者区分开来,但使用甲硝唑治疗前后的聚类分析并不能区分两者(图 3-9)。

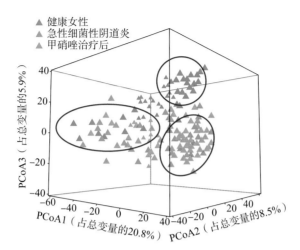

图 3-9　健康女性和急性细菌性阴道炎患者使用甲硝唑治疗前后尿液微生态聚类分析

　　从尿液微生物群多样性角度分析,健康男性的多样性最大,其次是健康女性,然后是细菌性阴道炎患者,而经甲硝唑治疗后的多样性最低。在本研究中,作者收集了健康男性和女性以及细菌性阴道炎患者的尿液,进行微生物群分析,得到了八种不同的"尿型",其中以 *Lactobacillus iners* 为代表的 2 型仅在女性中出现,即使罹患细菌性阴道炎或服用甲硝唑治疗后依然存在。而以 *Lactobacillus crispatus* 为代表的 7 型仅在健康女性中存在。经服用甲硝唑治疗后采集的尿液样本和服用药物之前的样本通过主成分分析发现,服用药物之后的"簇"并没有向健康组偏移。服用抗生素虽然显著改变了阴道微生物群,但服用甲硝唑并没有显著改变尿液细菌菌落,没有发现细菌性阴道炎患者的泌尿道微生物群向健康菌落的偏移。

（国林沛　冯宁翰）

第四节　前列腺炎患者的泌尿道微生态

一、发病概况

（一）定义

前列腺炎（prostatitis）是指前列腺受到致病菌感染和/或某些非感染因素刺激而出现的骨盆区域疼痛或不适、排尿异常、性功能障碍等临床表现。最近有许多学者认为它不是一个独立的疾病，而是前列腺炎综合征（prostatitis syndrome，PS）。

（二）分型

前列腺炎的分型方法较多，传统的分类方法为 1978 年 Drach GW 提出的。现在在临床诊治中广泛使用的是在 1995 年由美国国立卫生研究院（national institutes of health，NIH）提出的新的分类方法，将前列腺炎划分为四类：Ⅰ型，急性细菌性前列腺炎（acute bacterial prostatitis，ABP）；Ⅱ型，慢性细菌性前列腺炎（chronic bacterial prostatitis，CBP）；Ⅲ型，慢性前列腺炎/慢性骨盆疼痛综合征（chronic prostatitis/chronic pelvic pain syndrome，CP/CPPS），该型又进一步划分为ⅢA（炎症性 CPPS）和ⅢB（非炎症性 CPPS）；Ⅳ型，无症状性前列腺炎（asymptomatic inflammatory prostatitis，AIP）。该分型方法较传统的分型具有很大的进步，但仍需进一步完善。

1.**急性细菌性前列腺炎**　急性细菌性前列腺炎多由尿路上行感染所致，如经尿道的器械操作。也可经血行感染或感染尿液经前列腺管逆流引起。急性前列腺炎的致病菌多为革兰氏阴性杆菌或假单胞菌（*Pseudomonas*），也有葡萄球菌（*Staphylococcus*）、链球菌（*Streptococcus*）、淋病奈瑟球菌（*Neisseria gonorrhoeae*）、支原体（*Mycoplasma*）、衣原体（*Chlamydia*）等。病理上表现为前列腺滤泡有大量的白细胞浸润，组织水肿。临床上主要表现为急性疼痛伴有排尿刺激症状和梗阻症状以及发热等全身症状。

2. 慢性细菌性前列腺炎 慢性细菌性前列腺炎的病人大多没有急性炎症的过程，主要是经尿道逆行感染所致。其致病菌主要是大肠埃希菌（*Escherichia* coli）、变形杆菌（*Proteus*）、克雷伯菌（*Klebsiella*）等。前列腺液检查发现白细胞大于 10 个每高倍镜视野，卵磷脂小体减少，可诊断为前列腺炎。但是，症状的严重程度和白细胞的数量无明显相关性。临床上常表现为排尿后和便后尿道口有白色分泌物流出。

3. 慢性非细菌性前列腺炎 大多数的慢性前列腺炎可归于此类。目前对于其致病源还没有统一意见，一般认为除细菌病原体之外，滴虫、真菌和病毒也可导致此疾病。其发病机制可能与前列腺防御功能减弱、免疫、心理因素等相关。临床表现与慢性细菌性前列腺炎相似，但没有反复的尿路感染发作。

（三）流行病学概况

前列腺炎是成年男性的常见疾病，其中 50 岁以下的男性患病率较高，高发年龄段为 31 ~ 40 岁。我国一项大样本调查研究发现前列腺炎病人占泌尿外科门诊病人数量的 8% ~ 25%，尸检发现其患病率为 24.3% ~ 44%。前列腺炎样症状发生率为 8.4%。

美国学者通过招募一万多名男性的多中心研究发现，总体前列腺炎的患病率为 8.2%，因地区和人种差异患病率在 2.2% ~ 9.7% 不等。性传播疾病病史增加了前列腺炎的患病风险，同时前列腺炎患者良性前列腺增生、下尿路感染和前列腺癌的患病率增加。慢性前列腺炎是年轻男性最常见的前列腺疾病之一，患病率为 1.8% ~ 8.2%。

二、病因学

目前,前列腺炎的发病机制和病理生理改变尚不十分清楚。急性细菌性前列腺炎主要是由病原体感染所致的。慢性细菌性前列腺炎主要致病因素也是病原菌,但机体抵抗能力较强或病原体的毒力较弱。慢性前列腺炎发病机制未明,病因学十分复杂,并存在着广泛争议。可能是由一个始动因素引发的,或可能一开始就是由多个因素导致的,其中一种因素或几种因素起关键作用。多数认为可能与下列因素相关:病原微生物的感染、机体的免疫反应、遗传因素、精神因素、内分泌激素水平、排尿功能异常、下尿路上皮功能障碍、盆腔相关疾病等。

三、前列腺炎患者泌尿道微生态特征

部分前列腺炎患者与微生物的感染密切相关,例如急性细菌性前列腺炎,该型的致病菌主要来源于泌尿道或者血行感染。慢性细菌性前列腺炎也存在细菌感染的证据。慢性非细菌性前列腺炎与细菌感染没有直接相关性,但存在多种致病因素,同样与泌尿道微生态具有相关性。

Shoskes DA 等人收集了 25 名慢性前列腺炎患者和 25 名健康人的对照样本,收集了中段尿液样本,从尿液的沉淀中提取 DNA,并通过 16S rRNA 测序,以确定尿液中的微生物分布,结果显示慢性前列腺炎患者的尿液微生物群具有更高的 α 多样性(图 3-10),其中 *Clostridia* 明显高于对照组。该团队不仅分析了尿液微生态的差异,也同步对实验对象进行了粪便采样,结果显示前列腺炎患者肠道微生物群的多样性显著降低(图 3-11),其中普雷沃菌(*Prevotella*)的数量明显低于对照组。

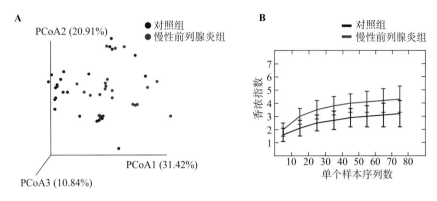

图 3-10　健康人和慢性前列腺炎患者尿液微生态 β 多样性分析

A. PCoA 分析；B. 香农指数分析。

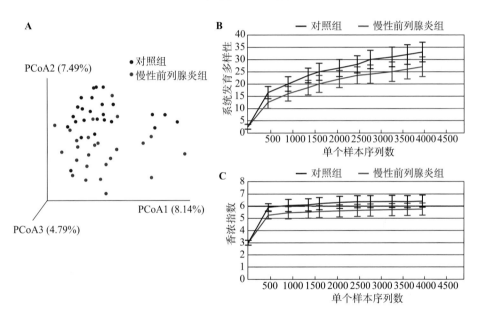

图 3-11　健康人和慢性前列腺炎患者粪便微生态 β 差异分析

A. PCoA 分析；B. 系统发育多样性分析；C. 香农指数分析。

Nickel J C 等人收集了 110 名慢性前列腺炎患者和 115 名对照病例,依次收集了初始尿液、中段尿和前列腺按摩后的尿液,经测序发现慢性前列腺炎组的微生物种属和对照组具有明显的差异。尿液样本分析显示初始尿液检测出 78 个物种（42 个属）,中段尿液检测出 73 个物种（39 个属）而前列腺按摩后的尿液中仅检测出 54 个物种（27 个属）。组间对比发现，*Burkholderia cenocepacia* 在慢性前列腺炎组的分布显著高于健康对照组。另外发现中段尿和前列腺按摩后的尿液中的微生物种群无明显差异。该研究发现，慢性前列腺炎患者初始尿液和中段尿的微生态同样存在差异（表 3-1）。测序分析显示，慢性前列腺炎患者初始尿液与对照组的初始尿液相

表 3-1　前列腺炎患者不同阶段尿液中病原体的差异

		肠杆菌	肠球菌	埃希菌属
初始尿液	对照组（*n*=115）	0 (0%)	5 (4.3%)	2 (1.7%)
	前列腺炎组（*n*=110）	1 (0.9%)	3 (2.7%)	2 (1.8%)
	未调整 *P* 值	> 0.99	0.52	0.96
	调整后 *P* 值	> 0.99	0.71	0.92
中段尿液	对照组（*n*=115）	0 (0%)	5 (4.3%)	0 (0%)
	前列腺炎组（*n*=110）	0 (0%)	5 (4.5%)	2 (1.8%)
	未调整 *P* 值	1.00	0.94	0.99
	调整后 *P* 值	1.00	0.98	> 0.99
前列腺按摩后尿液	对照组（*n*=62）	0 (0%)	0 (0%)	1 (1.6%)
	前列腺炎组（*n*=67）	0 (0%)	1 (1.5%)	1 (1.5%)
	未调整 *P* 值	1.00	> 0.99	0.96
	调整后 *P* 值	1.00	> 0.99	0.88

	鼻硬结克雷伯菌	变形杆菌属	假单胞菌	其他尿路病原体
初始尿液	3 (2.6%)	1 (0.9%)	1 (0.9%)	10 (8.7%)
	1 (0.9%)	0 (0%)	0 (0%)	6 (5.5%)
	0.36	> 0.99	> 0.99	0.35
	0.32	> 0.99	> 0.99	0.55
中段尿液	1 (0.9%)	0 (0%)	0 (0%)	6 (5.2%)
	0 (0%)	3 (2.7%)	3 (2.7%)	13 (11.8%)
	> 0.99	0.99	0.99	0.08
	> 0.99	> 0.99	> 0.99	0.10
前列腺按摩后尿液	2 (3.2%)	1 (1.6%)	0 (0%)	4 (6.5%)
	0 (0%)	0 (0%)	1 (1.5%)	3 (4.5%)
	> 0.99	> 0.99	> 0.99	0.62
	> 0.99	> 0.99	> 0.99	0.71

比,有多种细菌分布存在统计学差异,例如 *Bifidobacterium subtile*、*Burkholderia cenocepacia*、痤疮丙酸杆菌(*Propionibacterium acnes*)、*Staphylococcus capitis/caprae*。然而,慢性前列腺炎患者中段尿与对照组的中段尿相比,其细菌结构差异较小。

另外,有文献报道前列腺炎患者的症状和尿液中的微生物种群的数量具有相关性。Kogan M 收集了 170 名前列腺炎患者的前列腺按摩后的尿液,经培养鉴定后将其分为三组。其中第一组以需氧菌为主(*n*=67),第二组以厌氧菌为主(*n*=33),第三组为菌落数较高者(同时包含了需氧菌和厌氧菌,细菌数量大于 1 000 个 /ml 菌落形成单位, *n*=70),经分析后发现第二组和第三组的慢性前列腺炎的临床症状(包括排尿障碍、性功能障碍等)、实验室结果(包括睾酮、前列腺特异性抗原、前列腺体积等)明显高于第一组(表 3-2,表 3-3)。

表 3-2　前列腺按摩后尿液的细菌谱及细菌水平

微生物	前列腺炎组			平均值（lgCFU/ml）		
	组 1	组 2	组 3	组 1	组 2	组 3
需氧菌						
大肠埃希菌	14.9	15.1	17.1	4.2 ± 0.2*	2.2 ± 0.2*	3.5 ± 0.4*
柠檬酸杆菌	7.5	6.1	5.7	4.7 ± 0.7*	2.0 ± 0.1*	3.2 ± 0.2*
克雷伯菌	4.5	3.0	4.3	4.0 ± 0.1*	2.0 ± 0.2*	3.0 ± 0.1
溶血性葡萄球菌	59.7	51.5	64.3	3.3 ± 0.2	2.4 ± 0.6	3.4 ± 0.2
缓慢葡萄球菌	29.8	36.4	17.1	2.4 ± 0.3	2.5 ± 0.4	3.3 ± 0.4
华纳葡萄球菌	22.4	33.3	21.4	2.7 ± 0.5	2.8 ± 0.8	2.1 ± 0.3
表皮葡萄球菌	19.4	24.2	31.4	2.3 ± 0.4	2.2 ± 0.5	2.7 ± 0.6
山羊葡萄球菌	4.5	9.0	2.9	3.0 ± 0.1*	2.7 ± 0.3*	5.0 ± 0.1*
马氏葡萄球菌	3.0	3.0	1.4	2.0 ± 0.1*	3.0 ± 0.1*	5.0 ± 0.1*
木糖葡萄球菌	—	—	4.3	—	—	3.0 ± 0.1
金黄色葡萄球菌	—	—	2.9	—	—	3.0 ± 0.1

微生物	前列腺炎组			平均值（lgCFU/ml)		
	组 1	组 2	组 3	组 1	组 2	组 3
木糖氧化产碱杆菌	4.5	—	—	2.0 ± 0.1	—	—
溶血性不动杆菌	—	3.0	—	—	2.0 ± 0.1	—
假丝酵母	6.0	6.1	7.1	3.2 ± 0.3	2.5 ± 0.5	1.4 ± 0.4
棒状杆菌	77.6	60.6	70.0	$3.5 \pm 0.5^*$	$2.1 \pm 0.4^*$	$4.2 \pm 0.5^*$
肠球菌	50.7	48.5	51.4	$3.4 \pm 0.2^*$	$2.2 \pm 0.7^*$	$5.1 \pm 0.2^*$
链球菌	47.8	42.4	34.3	$3.9 \pm 0.6^*$	$2.7 \pm 0.5^*$	$3.6 \pm 0.3^*$
微球菌	34.3	45.1	25.7	2.8 ± 0.4	2.1 ± 0.3	2.4 ± 0.7
厌氧菌						
杆菌	8.9	—	2.9	$3.0 \pm 0.1^*$	—	$5.0 \pm 0.1^*$
黑色消化球菌	83.6	75.7	62.9	2.4 ± 0.2	3.3 ± 0.3	3.6 ± 0.6
消化链球菌	64.2	69.7	64.3	$2.3 \pm 0.5^*$	$4.2 \pm 0.2^*$	$4.5 \pm 0.2^*$
丙酸杆菌	55.2	48.5	67.1	$2.3 \pm 0.4^*$	$3.9 \pm 0.4^*$	$4.1 \pm 0.4^*$
真杆菌	44.8	33.3	15.7	$2.4 \pm 0.5^*$	$3.4 \pm 0.3^*$	$4.0 \pm 0.1^*$
韦荣球菌	14.9	18.1	20.0	$2.2 \pm 0.3^*$	$4.4 \pm 0.2^*$	$3.1 \pm 0.3^*$
拟杆菌	10.4	21.2	8.6	$2.3 \pm 0.4^*$	$3.7 \pm 0.5^*$	$4.8 \pm 0.5^*$
普雷沃菌	7.5	9.1	8.6	$3.0 \pm 0.1^*$	$4.6 \pm 0.3^*$	$4.5 \pm 0.9^*$
梭形杆菌	—	12.1	1.4	—	4.3 ± 0.6	4.0 ± 0.1
动弯杆菌	—	6.1	4.3	—	3.0 ± 0.1	3.0 ± 0.1

$^*P < 0.05$。

表 3-3　慢性细菌性前列腺炎的临床症状和体征

变量	组 1 ($n = 67$)	组 2 ($n = 33$)	组 3 ($n = 70$)	P
疼痛 /%	100.0	100.0	100.0	0.93
下尿路症状，n/%	25(37.3%)*	14(42.4%)*	33(47.1%)*	< 0.01

变量	组 1 ($n = 67$)	组 2 ($n = 33$)	组 3 ($n = 70$)	P
疼痛（VAS 积分）	6.5*	6.7*	7.3*	$P_{1\sim3} = 0.01$
				$P_{2\sim3} = 0.01$
下尿路症状（IPSS 积分）	13.5 ± 0.5*	14.4 ± 0.6*	19.1 ± 0.8*	0.02
症状 NIH-CPSI, 分数（0～43）	18*	22*	27*	0.04
生活质量 / 分	4.4*	4.6	4.8*	$P_{1\sim3} = 0.04$
性欲下降 /%	7.1*	15.2*	72.9*	< 0.01
勃起功能障碍发生率 /%, 按	22.4*	51.5*	27.1*	< 0.01
IIEF-5 评分表 / 分	18.2 ± 0.3*	16.9 ± 0.8*	15.1 ± 1.1*	0.01
早泄 /%	13.4*	33.3*	64.3*	0.03
白细胞计数 > 30 倍（Magn. ×9400）	73.1*	87.9*	97.1*	0.03
正常精子症 /%	49.3*	21.2*	8.5*	0
脓精症 /%	25.4*	24.2*	30.0*	$P_{1\sim3} < 0.01$
				$P_{2\sim3} = 0.02$
总 PSA/(ng·ml^{-1})	1.45 ± 0.3*	1.36 ± 0.3*	2.14 ± 0.3*	$P_{1\sim3} = 0.04$
				$P_{2\sim3} = 0.02$
血清睾酮 < 8nmol/L/%	—	5.9*	12.9*	$P_{2\sim3} = 0.00$
最大尿流率，Qmax/(ml·s^{-1})	19.5*	16.8*	15.4*	$P_{1\sim3} = 0.00$
				$P_{1\sim2} < 0.01$
前列腺体积 /cm^3	30.2 ± 1.71*	34.8 ± 1.82*	37.2 ± 2.02*	$P_{1\sim3} = 0.00$
				$P_{2\sim3} = 0.01$
彩色多普勒，包膜动脉收缩峰值血流速度 / (cm·s^{-1})	17.5 ± 1.2*	13.8 ± 1.82*	9.5 ± 1.6*	0.01
阻性指数	0.68 ± 0.01*	0.77 ± 0.02*	0.80 ± 0.02*	0.04

*$P < 0.05$。

前列腺液是精液的重要组成部分,因此前列腺炎患者的精液中的微生物种群也存在部分改变。Mandar D A 等人收集了 21 名慢性前列腺炎患者和 46 名正常人的精液进行了 16S rRNA 测序分析(V6 区域),结果与他人研究的尿液结果相似,慢性前列腺炎患者的精液中的微生物种类明显多于对照组,同时发现慢性前列腺炎患者精液中的乳杆菌(*Lactobacillus*)的丰度较低。俄罗斯学者 Ivanov I B 等人对 48 名健康男性和 60 名患有慢性前列腺炎男性的精液进行了细菌微生态的培养,研究发现慢性前列腺炎患者的精液中存在细菌微生态的紊乱。两组中分离出的细菌最常见的是棒状杆菌(*Corynebacterium*)、乳杆菌、凝固酶阴性葡萄球菌(*Coagulase-negative staphylococcus*)、*Micrococci* 和链球菌(*Streptococcus*)。*Enterobacteriaceae*、肠球菌(*Enterococcus*)和金黄色葡萄球菌(*Staphylococcus aureus*)仅从慢性前列腺炎组中分离出来。凝固酶阴性葡萄球菌虽然同时出现于慢性前列腺炎患者和健康组的精液中,但后续研究发现其该细菌的生物学表型存在差异。该研究团队收集了 48 名健康男性精液和 137 名慢性前列腺炎患者的精液,共分离出 185 个凝固酶阴性葡萄球菌菌株,进行溶菌酶杀菌活性测试,发现从慢性前列腺炎患者分离出的精液具有较强的抑制溶菌酶杀菌的活性。韩国学者收集了 17 名慢性前列腺炎和 4 名健康志愿者的精液,经常规方法细菌培养发现均无菌落形成。而在测序中检测到了多种非特异性细菌,如棒状杆菌属(*Corynebacterium*)、假单胞菌属、*Sphingomonas*、葡萄球菌属和链球菌属,同样也发现了慢性前列腺炎患者相对特异的细菌,如 *Achromobacter*、*Stenotrophomonas* 和 *Brevibacillus*。

(国林沛　陈卫国　胡磊)

第五节　前列腺癌患者的泌尿道微生态

一、发病概况

（一）概述

　　成人前列腺是外形似倒锥体的实质性器官,正常大小约纵径3cm,横径4cm,前后径2cm,重约20g,内有尿道穿行。前列腺癌（prostate cancer, PCa）是指发生在前列腺的上皮性恶性肿瘤,大多发生在前列腺外周区（图 3-12）。前列腺癌起始细胞一般为基底前列腺上皮细胞或腔内前列腺上皮细胞,这两种细胞都可以产生类似于腺癌的高级别病变。

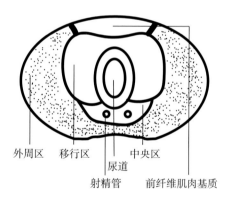

图 3-12　前列腺横断面示意图

（二）病理分型

　　根据 2016 年世界卫生组织（world health organization, WHO）《泌尿系统及男性生殖器官肿瘤病理学和遗传学》,前列腺癌病理分型可分为腺泡腺癌、导管内癌、导管腺癌、尿路上皮癌、鳞状细胞癌、基底细胞癌和神经内分泌肿瘤等。

前列腺癌 98% 为腺癌,起源于腺细胞。前列腺癌大多为多病灶,易侵犯前列腺尖部。前列腺癌的分化程度差异极大,故组织结构异型性明显,表现为癌腺泡结构紊乱、核间变及浸润现象。

(三)分级分组

前列腺癌根据腺体分化程度和肿瘤的生长形式来评估其恶性程度和组织学分级,目前应用最广泛的前列腺腺癌的分级方法是 Gleason 评分系统。该系统把前列腺癌组织分为主要形态分级区和次要形态分级区,每区按 5 级 5 分制评分,两个分级区的 Gleason 分级值相加得到总分即为其分化程度。

2016 年 WHO 分类中对 Gleason 分级值的定义如下:Gleason 1 级是由密集排列但相互分离的腺体构成境界清楚的肿瘤结节;Gleason 2 级肿瘤结节向周围正常组织微浸润,且腺体排列疏松,异型性 > Gleason 1 级;Gleason 3 级肿瘤性腺体大小不等,形态不规则,明显地浸润性生长,但每个腺体均独立不融合,有清楚的管腔;Gleason 4 级肿瘤性腺体相互融合,形成筛孔状,或细胞环形排列且中间无腺腔形成;Gleason 5 级呈低分化癌表现,不形成明显的腺管,排列成实性细胞巢或单排及双排的细胞条索。其中 Gleason 2 ～ 4 分属于分化良好癌;5 ～ 7 分属于中等分化癌;8 ～ 10 分属于分化差或未分化癌。

2016 年 WHO 前列腺癌新分组方法是基于 2014 年国际泌尿病理协会共识会议上提出的一种新的分级分组系统,该系统根据 Gleason 总评分和疾病危险度的不同将前列腺癌分为 5 个不同的组别。分级分组 1 级:Gleason 评分 ≤ 6 分,仅由单个分离的、形态完好的腺体组成。分级分组 2 级:Gleason 评分 3+4=7 分,主要由形态完好的腺体组成,伴有较少的形态发育不良腺体或融合腺体或筛状腺体组成。分级分组 3 级:Gleason 评分 4+3=7 分,主要由发育不良的腺体或融合腺体或筛状腺体组成,伴少量形态完好的腺体。分级分组 4 级：Gleason 评分 4+4=8 分，3+5=8 分，5+3=8 分，仅由发育不良的腺体或融合腺体或筛状腺体组成，或者以形态完好的腺体为主，伴少量缺乏腺体分化的成分组成，或者以缺少腺体分化的成分为主，伴少量形态完好的腺体组成。分级分组 5 级：Gleason 评分 9 ～ 10 分，缺乏腺体形成结构（或伴坏死），伴或不伴腺体形态发育不良或融合腺体或筛状腺体。

前列腺癌的分级分组能够反映疾病的真实情况，为医师提供有价值的信息，对临床治疗方案的选择有指导意义。

（四）流行病学概况

前列腺癌是男性泌尿生殖系统常见的恶性肿瘤之一，全世界每年新增前列腺癌患者达上百万例。2018 年，前列腺癌的发病率和死亡率甚至高居世界男性恶性肿瘤的第 1 位及第 2 位。近年来，随着社会老龄化和居民饮食结构的不断改变，我国前列腺癌的发病率和死亡率也在不断升高。目前，我国前列腺癌的发病率已经增长到了男性泌尿系统肿瘤的第 2 位，仅次于排名第 1 的膀胱癌。前列腺癌严重威胁着男性群体的身心健康，是我国重要的公共卫生问题之一。

二、病因学

前列腺癌的病因尚不清楚，可能与种族、遗传、环境、食物、吸烟、肥胖、性激素和泌尿道微生态等因素有关。

（一）细胞动力学

正常前列腺上皮细胞处于低水平的细胞增殖和凋亡的动态平衡状态。正常前列腺上皮在前列腺上皮内瘤（prostatic intraepithelial neoplasia，PIN）的基础上，可转化为组织潜在性前列腺癌，继而经局部浸润发展为转移性前列腺癌。原发性前列腺上皮内瘤的细胞动力学改变主要表现在凋亡的减弱，而非增殖的增加。研究表明，调控前列腺细胞凋亡的相关基因有 *BCL-2* 基因、*FAS* 基因、*BAX* 基因和 *p53* 基因等。表达细胞凋亡调控因子的多种基因在前列腺癌细胞内存在严重破坏,同时凋亡调控因子的表达与传统前列腺癌治疗方法(雄激素阻断和放射治疗)的疗效之间也存在关联。

(二)基因组改变

单核苷酸多态性在早期前列腺癌中并不常见。相反,早期前列腺癌通常会积累大规模的基因组结构重排、拷贝数改变,或两者兼有。早期基因组畸变包括 40% ~ 60% 的患者 *TMPRSS2-ERG* 融合,5% ~ 15% 的患者 *SPOP* 功能缺失突变,3% ~ 5% 的患者 *FOXA1* 功能获得突变,但雄激素受体基因的改变非常罕见。在 10% ~ 20% 的局限性前列腺癌病例中可以观察到 *PTEN* 缺失和 *TP53* 突变。研究表明,多达三分之一的前列腺癌表现出遗传不稳定性,其特征是拷贝数改变增加、局部基因高突变区域增加、染色体破碎区域增加和基因组结构重排等,所有这些都与疾病的发生发展有关。这种基因组的不稳定性,可以导致前列腺癌的高侵袭性和治疗后的复发。

(三)表观遗传改变

除了基因改变外,表观遗传改变在前列腺癌进展过程中也起着至关重要的作用。表观遗传调控是一个复杂的过程,包括 DNA 甲基化和组蛋白修饰等,可以决定某个基因的转录开放或者关闭。这些表观遗传变化可能围绕转录起始位点,发生在基因启动子区域。研究表明,通过 DNA 甲基化进行的表观遗传调控是前列腺癌发生发展的重要一环。也有研究证实,前列腺癌中的表观遗传调控可以通过组蛋白修饰途径进行。

(四)泌尿道微生态改变

多种因素共同参与了前列腺癌的进展,泌尿道微生态的改变目前也被认为是前列腺癌的重要病因之一。多种细菌存在于泌尿生殖道和前列腺组织中,研究发现不同 Gleason 分级的前列腺癌患者间的前列腺组织及尿液微生态存在差异,这提示前列腺癌与泌尿道微生态之间具有一定的关联。

确定患者泌尿道微生态中的生物标志物来发现、诊断以及治疗前列腺癌已经吸引了越来越多科学家的目光。作为一项非侵入性检查,医师可以通过将患者尿液中的生物标志物和临床数据进行综合分析,可靠地预测患者前列腺癌患病风险及疾病进展等。

三、前列腺癌患者泌尿道微生态特征

研究表明,前列腺分泌的物质可以出现在尿液中,同时尿液中的物质也可以回流入前列腺,这被称为前列腺 – 尿液反流环。泌尿道微生态失调可能引发前列腺的慢性炎症,进而导致前列腺癌的发生和进展。

Hurst R 等通过对 318 例患者尿液样本分析发现,细菌的 DNA 背景染色在中、高 D'Amico 风险和晚期前列腺癌的患者中更为常见,表明细菌的大量聚集与前列腺癌的风险增加有关。他们采用一种严格厌氧培养方法,从直肠指检术后的患者尿液中共获得 39 株细菌分离株。这些厌氧菌大多为 Firmicutes 和 Clostridia,包括 *Peptoniphilus*、*Fenollaria* 和 *Anaerococcus*。其中,从 3 种不同尿液样本中分离出的 16 株 *Propionimicrobium lymphophilium* 表现出了相当大的遗传变异性。此外,他们还在尿液细胞沉积物中发现了 4 种新菌种,来自于 Firmicutes 的 *Fenollaria sporofastidiosus sp. nov.* 和 *Peptoniphilus rachelemmaiella sp. nov.*,放线菌门(Actinobacteria)的 *Varibaculum prostatecancerukia sp. nov.*,以及 Bacteroidetes 的 *Porphyromonas bobii sp. nov.*。他们通过综合分析发现了 *Fenollaria*、*Peptoniphilus*、厌氧球菌属、卟啉单胞菌属(*Porphyromonas*)以及梭杆菌属(*Fusobacterium*)这 5 种与前列腺癌进展高度相关的厌氧菌可以作为潜在生物标志物。

Shrestha E 等通过对 70 例前列腺癌患者和 65 例良性的男性尿液研究发现,癌症和良性患者尿液样本之间的 α 或 β 多样性无显著差异。这些尿液样本通常都以单一属的细菌为主,特别是棒状杆菌属(*Corynebacterium*)、葡萄球菌属(*Staphylococcus*)和链球菌属(*Streptococcus*)。荧光定量检测结果显示,大多数尿液样本中的细菌负荷较低。聚类分析结果提示,良性或前列腺癌患者尿液样本的菌群在属或种水平上没有显著差异。不过,Shrestha E 等发现了一些在前列腺癌患者尿液样本中存在比例显著偏高的细菌。这些细菌包括 *S. anginosus*、*A. lactolyticus*、*A. obesiensis*、*Actinobaculum schaalii*、*Varibaculum cambriense* 以及 *Propionimicrobium lymphophilum*。这些细菌几乎都被认为是人类泌尿生殖系统感染的病原体,包括前列腺炎、细菌性阴道炎和尿路感染等。此外,他们在尿液样本中还发现了其他已知的尿路病原体。一种是 *Ureaplasma parvum* 或解脲支原体(*Ureaplasma urealyticum*),它们在癌症样本和良性样本间存在显著丰度差异。他们还在尿液样本中发现了阴道加德纳菌(*Gardnerella vaginalis*)。尽管该菌在癌症和良性样本中没有统计学差异,但它在中度或高度慢性前列腺炎的患者样本中含量更多。他们的研究表明,位于尿路中的促炎物种可能是刺激前列腺慢性炎症的潜在来源,这对制订前列腺癌预防策略具有重要意义。

四、研究前列腺癌患者泌尿道微生态的注意事项

泌尿道微生态可以作为潜在的生物标志物,纳入患者活检前分析模型,以便更好地预测前列腺癌风险和进行患者分层。为了更深入地研究泌尿道微生态在前列腺癌发病和进展中的作用,我们仍需克服诸多难点。

目前关于泌尿道微生态和前列腺癌之间关系的研究仍然较少,

现有的少量研究欠缺独立的验证并且研究之间缺乏共识。在对泌尿道微生态和前列腺癌之间的任何关联得出最终结论之前，还需要对这一领域进行更深入的研究。

现有的研究有其局限性，纳入研究的部分良性对照组男性具有前列腺活检的适应证，他们仍然代表了前列腺特异性抗原（prostate specific antigen，PSA）升高的人群，并有可能患有良性前列腺增生或前列腺炎症等疾病。另外很可能有一部分活检阴性的男性实际上患有前列腺癌，因为经直肠超声引导下的前列腺活检的假阴性率通常高达 30%。未来，纳入研究的患者群体需要进一步的标准化。

另外值得关注的一点是，Alanee S 等分析并描述了前列腺活检前后患者的泌尿道微生态改变。研究表明患者活检前的尿液微生态图谱中含有乳杆菌（*Lactobacillus*）和葡萄球菌，而活检后的尿液微生态图谱包括较低水平的乳杆菌和较高水平的普雷沃菌（*Prevotella*）。这提示了为什么一些患者会发生活检后感染，因为活检操作本身可以将部分粪便细菌引入尿路，这会直接影响泌尿道微生态的研究结果。

（张煜尉　周宏伟　夏强）

第六节　肾移植患者的泌尿道微生态

一、肾移植的概况

肾脏是人体极其重要的一对脏器，位于腹膜后脊柱两旁的浅窝中，肾门内有肾动脉、肾静脉、淋巴血管等组织进出。人体每个肾脏由上百万个肾单位组成,每个肾单位承担着如排出体内毒素、维持水电和酸碱平衡、促进红细胞生成、促进维生素 D 转化等功能。倘若肾脏因为各种原因,如复杂性结石、急慢性肾炎、自体免疫性疾病、食物中毒、外伤等导致功能减退或丧失,必然会引起脏器本身及人体其他系统的一连串问题,互为因果形成恶性循环。随着肾脏功能失代偿至晚期,血液透析、腹膜透析和肾脏移植成为目前终末期肾病最后的有效治疗方法。

为了和谐可持续发展,自从 2015 年 1 月 1 日起,我国全面停止使用死囚器官,公民自愿捐献成为器官移植供体的唯一合法来源。目前移植肾脏的来源常为死亡捐献供肾和三代以内直系亲属供肾两大类,不同的供肾方式对应不同的手术模式。

肾移植作为终末期慢性肾病患者的首选治疗方案,目前已让全球百余万例尿毒症患者获得第二次生命。截至 2020 年 11 月 30 日,来自中国肾移植科学登记系统的数据显示,2020 年前 11 个月我国共完成肾移植总数 9 930 例次,其中公民死亡后捐献肾移植 8 535 例次,活体肾移植 1 395 例次。

二、肾移植的并发症

肾移植术后患者往往面临多种凶险并发症,最常见的并发症有感染、术后排斥反应、尿路并发症、神经系统并发症、贫血、术后出血等。

(一)感染

肾移植术后感染是最为常见的并发症,患者全身各个系统,如呼吸系统、循环系统、中枢神经系统、消化系统、泌尿生殖系统等均可受到感染。泌尿系统感染是肾移植患者最常见的感染性并发症,通常出现在移植后早期,原因包括泌尿系统介入、留置尿管、输尿管支架的存在、住院和导致终末期肾病发生的泌尿系统异常等。大多数患者术后会伴有泌尿系统感染，其中大部分治愈后不会再复发。然而，也有少部分肾移植患者术后会发展为反复的泌尿系统感染。反复出现的尿路感染有着不同的临床表现，包括膀胱炎、急性前列腺炎、附睾炎以及较少出现的急性肾盂肾炎等。泌尿道微生态的稳定性与肾移植后患者的健康息息相关。

（二）排斥反应

无论死亡捐献供肾还是直系亲属供肾均属于同种异体肾移植术，供体肾脏对于受体本身属于异物。肾移植术后受体和供体肾脏之间的互相排斥反应是一种极为凶险的并发症，移植肾的长期存活和功能依赖于必要的免疫抑制治疗，以在排斥反应和感染风险之间寻找最佳平衡。研究表明，移植肾排斥反应发生于分子水平上，开发和进一步研究非侵袭性生物标记物，可以将假阳性和假阴性结果的风险减少到最低限度。

（三）尿路并发症

肾移植术后尿路并发症也是较常见的并发症之一，如尿瘘、输尿管狭窄、尿路结石、膀胱出口梗阻等。尿瘘术后早期可表现为切口引流量增多、尿量减少，当引流管拔出后，患者发生尿瘘也可表现为少尿无尿、移植肾区域饱胀、压痛不适、全身高热等症状。输尿管狭窄一直被认为与缺血有关，而保存同种异体肾移植的下极副动脉和输尿管周围组织是避免缺血性输尿管损伤的关键。尿路结石或血凝块引起的梗阻很少与输尿管管腔狭窄区分开来。膀胱出口梗阻患者可以出现反复的泌尿系统感染，镜检可见膀胱内多发小滤泡、小梁或者膀胱憩室形成。

（四）神经系统并发症

肾移植术后，患者神经系统并发症也并不少见，如神经肌肉并发症、代谢性脑病、行为障碍、中枢神经系统感染等。皮质类固醇治疗是免疫抑制方案的基石之一，用于维持治疗和治疗急性排斥反应。

直接的神经系统并发症包括类固醇再发精神病、肌病和硬膜外脂肪病。行为障碍是最常见的神经系统并发症,包括混乱、情绪紊乱、躁狂状态和精神病反应等。

(五)贫血

肾移植术后伴有不同程度贫血的患者不在少数。欧洲一项针对 400 例肾移植术后患者贫血情况的研究表明,有 39% 的被调查者患有术后贫血。贫血可以导致组织缺氧而引发炎症、细胞凋亡、移植物功能下降甚至排斥反应等,严重影响肾移植患者的器官功能和长期生存率。

(六)术后出血

在移植技术臻于成熟的今天,术后术区出血并不多见,一般可将出血分为早期和晚期。术后早期出血主要原因可能为术中操作不达标、缝合不牢靠或开腹以后患者机体凝血功能发生改变。术后晚期出血则可能与急性排斥反应导致的移植肾破裂或者动脉吻合口感染破裂关系密切。

三、肾移植患者泌尿道微生态特征

泌尿道微生态在肾移植患者中的作用尚未得到广泛研究,但是其巨大潜力已经吸引了越来越多科学家的目光。

Rani A 等利用宏基因组测序,研究了 21 例肾移植患者和 8 例健康对照者的尿液微生态。主坐标分析(principal coordinate analysis,PCoA)显示,在肾移植组和健康对照组的尿液微生态门和种水平上,两组分离较好且容易区分(图 3-13)。其中,肾移植组的尿液微生态以 Firmicutes 和变形菌门(Proteobacteria)为主,而健康对照组以放线菌门(Actinobacteria)和变形菌门为主。他们进一步分析了菌种层面的差异,研究表明 *Enterococcus faecalis*、*E. faecium*、肠球菌(*Enterococcus sp.*)、大肠埃希菌(*Escherichia coli*)和埃希菌属（*Escherichia sp.*）在肾移植组中显著增加,而痤疮丙酸杆菌（*Propionibacterium acnes*）则在健康对照组中呈现显著高丰度。与健康对照组相比,肾移植患者的尿液微生态在所有分类学水平上(从门到种)都存在显著差异,微生物多样性降低,而潜在致病物种的丰度增加,例如大肠埃希菌或肠球菌等潜在致病性革兰氏阴性菌,这提示肾移植患者尿液微生态更容易发生失调且细菌群落不太稳定。而健康对照组则表现出更高的微生态多样性和更高的非致病性革兰氏阳性微生物丰度如丙酸杆菌(*Propionibacterium*)、棒状杆菌（*Corynebacterium*）等。

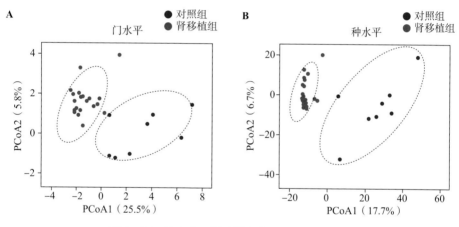

图3-13　健康人和肾移植患者尿液微生态分析
A. 门水平；B. 种水平。

Fricke WF 等将研究重点放在了患者肾移植前后泌尿道微生态的变化上。通过对 37 例患者移植前以及移植后第 1 和第 6 个月的泌尿道微生态研究发现,患者肾移植后尿液微生态较移植前发生了重大变化。其中 15 例尿液样本以丰度超过 80% 的单一菌属为主,分别是乳杆菌属(*Lactobacillus*)、肠球菌属、*Bifidobacteriaceae*、假单胞菌属(*Pseudomonas*)、链球菌属(*Streptococcus*)和棒状杆菌。以性别差异来分析,女性样本与 *Anaeroglobus*、*Facklamia*、普雷沃菌（*Prevotella*）相关。除普雷沃菌外,上述菌种在男性样本中均未发现。唯一与男性样本相关的菌属是变形菌门的柠檬酸杆菌（*Citrobacter*）。另外,除了与肌酐水平升高有关的双歧杆菌（*Bifidobacterium*）外,肾移植患者的尿液微生态似乎与供体肾脏本身功能无关。个体间的高度差异和对移植反应的差异结果表明,特定的细菌不太可能作为通用的诊断标记物。但是,患者个体泌尿道微生态的改变可提示术后转归。未来的研究需要进一步确定患者在肾移植前后不同时期的泌尿道微生态特征,这可被视作诊断移植健康的标志物,并指导临床改善患者肾移植结果。

Wu JF 等研究分析了 67 例移植后肾功能恶化患者的尿液微生态特征。研究表明,男性慢性移植肾失功（chronic allograft dysfunction, CAD）患者比女性 CAD 患者的尿液微生态中变形菌门丰度更高。此外,与女性非 CAD 患者相比,无论是男性还是女性 CAD 患者的尿液微生态中都发现了大量的棒状杆菌,提示该菌可作为移植后肾功能障碍的标志物。未来仍需进行大样本的前瞻性研究,以便评估肾移植过程中的尿液微生态改变。无论是移植前、移植后还是 CAD 阶段,确定患者正常尿液微生态特征,寻找可能与移植肾功能障碍发展相关的尿液微生态改变都有重要临床价值。

Modena BD 等针对 25 例肾移植患者尿液微生态研究发现,未接受肾移植的男女性尿液微生态分别以链球菌和乳杆菌为主（图 3-14）。这两种微生物似乎与同种异体肾移植活检中评估的肾间质纤维化肾小管萎缩（interstitial fibrosis and tubular atrophy, IFTA）强度呈负相关,而这一发现在男性患者中更为明显。尽管个体间的尿液微生态差异很大,但 IFTA 的发生与男性患者尿液中主要常驻微生物的减少有关,并与男性和女性中非常驻致病菌的增加有关。他们的研究提示,尿液微生态的改变可能通过改变宿主的免疫反应来促进肾移植患者 IFTA 的发展。

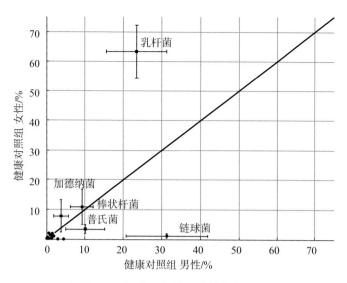

图 3-14　健康男女性尿液微生态优势菌

最近一项针对 380 例肾移植患者的回顾性队列研究表明,早期或晚期尿路感染对移植肾功能具有显著负面影响。未来,针对泌尿道微生态的治疗可能会有效改善移植后患者发生尿路感染的频率及严重程度,进而提高肾移植患者的生活质量。

（吕龙贤　张煜尉　周宏伟）

第七节　尿路感染患者的泌尿道微生态

一、发病概况

（一）概述

尿路感染（urinary tract infection, UTI）简称尿感,又称泌尿道感染,是由于各种病原微生物感染所引起的尿路急、慢性炎症。多见于育龄期女性、老年人、免疫力低下及尿路结构异常者。患病过程中，多表现为尿频、尿急、尿痛，甚至肉眼血尿、腰痛等局部症状，同时也可伴随寒战、发热等全身症状，亦有部分患者无明显症状。病情严重且未及时处理的，可出现肾乳头坏死和肾周脓肿。

（二）分型

尿路感染的分型主要是依据感染部位、结构或功能的异常、有无临床症状、两次感染之间关系以及其他方面进行综合分型。

1. 根据感染部位分为上尿路感染和下尿路感染

（1）上尿路感染：系指肾盂肾炎（pyelonephritis）。

（2）下尿路感染：膀胱炎（cystitis）和尿道炎（urethritis）。

2. 根据有无结构或功能的异常分为复杂性尿路感染和非复杂性尿路感染

（1）复杂性尿路感染（complicated urinary tract infection）：同时伴有结构异常或功能的障碍。

（2）非复杂性尿路感染（non-complicated urinary tract infection）：无伴发尿路异常，单纯尿路感染。

3. 根据有无临床症状分为有症状尿路感染和无症状尿路感染

无症状尿路感染包括无症状性细菌尿（asymptomatic bacteriuria）：尿培养阳性（$\geqslant 10^5$CFU/ml），无尿路症状。

4. 根据两次感染之间的关系分为孤立感染和反复发作性感染

（1）孤立或散发感染（isolated or sporadic infection）。

（2）反复发作性感染（recurrent infection）：再感染（reinfection）和细菌持续存在（bacterial persistence）又称复发（relapse）。

5. 其他 依据病原体不同的特殊类型还有性传播疾病、泌尿系统结核、寄生虫感染。

以上分类只是目前普遍且临床较为常见的分类方法，实际的分类以具体目标为主，且随着研究的进展将不断细化。

（三）流行病学概况

尿路感染作为最常见的感染性疾病,每年影响着全球近 1.5 亿人。其中美国每年超过 700 万人因尿路感染而就医,近 15% 的抗生素用于治疗尿路感染。医源性尿路感染是所有医源性相关感染中最大的亚型,一项研究表明医源性尿路感染患病率在美国为 12.9%,欧洲为 19.6%,发展中国家为 24%。欧洲联盟每年有 400 多万患者感染医源性尿路感染,其中 20%～30% 被认为是可预防的。另外,女性发生非复杂性尿路感染的比例明显高于男性,研究表明男女发生非复杂性尿路感染比例在 1∶5～1∶8。在女性自我报告中,尿路感染年发病率为 12%,30～40 岁女性中 50% 女性患有一次以上尿路感染,接近 10% 的绝经后妇女表示她们在上一年有过尿路感染。在第一次尿路感染的 6 个月内,25% 的女性会复发。大肠埃希菌引起的尿路感染复发风险较大,在生命的某些时期(如儿童期、蜜月期、怀孕期、老年期),尿路感染的发病率均有所增加。

二、病因学

引发尿路感染的因素有很多,如细菌侵袭(最常见)、遗传、机体免疫力低下、性活动、服用避孕药、泌尿系统结构或功能的异常、妊娠、医源性因素及其他病原体感染等。其中细菌性尿路感染最常见的致病菌是大肠埃希菌(*Escherichia coli*),其次是肺炎克雷伯菌(*Klebsiella pneumoniae*)、*Enterococcus faecalis* 和奇异变形杆菌(*Proteus mirabilis*)(图 3-15)。大肠埃希菌作为肠道微生态的主要菌,通过肠道排出,经尿道迁移、定植于尿路中而引发尿路感染。而粪便菌群中的奇异变形杆菌、肺炎克雷伯菌和其他肠杆菌科,通常会引起非复杂性尿路感染。这说明粪便菌群参与了尿路感染的发生。关于肠道和泌尿道之间的联系,最近研究通过探索"肠道微生态 - 尿路感染轴"表明肠道微生态中存在可引发尿路感染的病原体,其丰度升高是肾移植尿路感染患者的一个危险因素。在其他研究中,患有尿路感染或肾移植后出现菌尿的儿童,与健康对照组相比肠道微生态组成存在差异。此外,经移植治疗梭菌(*Clostridium*)感染疾病的粪便微生物,可能具有降低复发性尿路感染复发频率的作用,说明肠道微生态的改变可以调节复发性尿路感染的易感性。

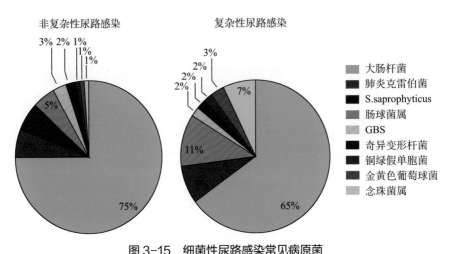

图 3-15　细菌性尿路感染常见病原菌

　　尿路感染主要由尿路致病性大肠埃希菌引起,是非医源性感染的主要致病菌。然而,医源性感染主要致病菌包括葡萄球菌(*Staphylococcus*)、克雷伯菌(*Klebsiella spp*)、肠杆菌(*Enterobacteria*)、变形杆菌(*Bacillus proteus*)和肠球菌(*Enterococcus*)。此外,尿路感染在女性中更为普遍,因为女性尿道更接近肛门,比男性尿道更短,这易于肠道致病菌向尿路迁移和定植。

　　阴道是女性尿路感染发病机制中的关键部位,尿路感染病原体往往来自阴道入口和尿道周围皮肤,随后经尿路上升到膀胱,有时会在肾脏引起感染。育龄女性的阴道微生态主要包括以下几种乳杆菌(*Lactobacillus*):*L. crispatus*、*L. jensenii*、*L. gasseri*和 *L. iners*。这些乳杆菌通过产生乳酸来维持阴道特有的低 pH 值,并产生抗菌化合物,如过氧化氢和细菌素,来保护阴道微生态的稳定。

阴道微生态稳态的破坏是导致尿路感染的一个关键因素,因为阴道微生态的改变会导致保护性乳杆菌的丢失,增加尿路感染的风险。这些改变可能受到雌激素缺乏、抗生素治疗、避孕药等的影响。调节阴道微生态的稳态或补充保护性乳杆菌可降低尿路感染的风险。

传统上,广谱抗生素一直是对抗相关尿路感染的首选药物。然而,抗生素耐药性的持续出现以及抗生素的使用会扰乱肠道、阴道等微生态的稳态。抗生素的不断使用会破坏机体的免疫环境,诱发炎症,同时肠道内的有害菌如大肠埃希菌会利用炎症中形成的副产物(硝酸盐)而增殖。由于大肠埃希菌通常寄生在肠道内,其增殖和迁移会增加尿路感染的风险。频繁使用抗生素也会减少阴道内保护性乳杆菌的定植,进而破坏阴道微生态,增加尿路感染的可能。

三、尿路感染患者泌尿道微生态特征

有关研究数据表明,泌尿道微生态可能在泌尿系统疾病的发病机制中发挥重要作用,如急迫性尿失禁、膀胱过度活动症和膀胱癌。这些疾病往往并发或伴随尿路感染,因此泌尿道微生态可能参与尿路感染的发生。泌尿道微生态不但与维持健康有关,而且其结构的改变也会诱发尿路感染。根据研究现状,现主要阐述以下内容。

(一)绝经期妇女尿路感染的泌尿道微生态

复发性尿路感染在绝经后妇女中很常见,尿路感染被认为是由来自泌尿道外的细菌反复上升或由泌尿道上皮内细胞的细菌再感染引起。不管来源如何,泌尿道微生态是一个必要的中介。泌尿道菌群包括所认为的共生菌微生物群和泌尿道的病原体微生物群。因此,泌尿道微生态在复发性尿路感染中的作用值得研究。一般来说,我们知道尿道和阴道的菌群是密切相关的,绝经后妇女乳杆菌的数量会减少,而阴道雌激素可增加两个部位菌群中的乳杆菌。

在采用阴道雌激素干预绝经妇女的横断面分析中,研究人员发现复发性尿路感染组和对照组的乳杆菌丰度无显著差异。通过多种分析技术如置换多变量方差分析（permutational multivariate analysis of variance，PERMANOVA）和贝叶斯图形组合回归（bayesian graphical compositional regression，BGCR）分析表明，与空白对照组相比，预防性使用抗生素的复发性尿路感染组在微生物组成具有显著差异（图3-16）。BGCR 表明，这些差异主要归因于厌氧菌（*Anaerobe*），包括 *Prevotellaceae*、*Clostridiales* 和 *Class actinobacteria* 的差异。此外，BGCR 比传统的分析更精确，它还独特地确定了预防性使用抗生素的复发性尿路感染女性与不使用抗生素的复发性尿路感染女性之间梭菌的高概率差异。

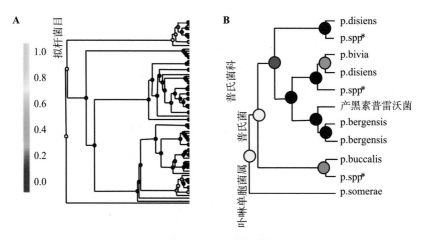

图 3-16　使用抗生素的复发性尿路感染和对照组尿液微生态差异分析

A. 整体分类树；B. 普氏菌科分类树。

绝经后妇女的雌激素水平相比绝经前妇女明显下降，这可能是她们易患细菌性阴道病和尿路感染的一个原因。雌激素是糖原在阴道上皮细胞中积累所必需的，乳杆菌将阴道糖原代谢为乳酸，从而降低阴道 pH 值，使有害微生物难以进入泌尿道和生殖道。但是，绝经后妇女雌激素水平下降，从而导致糖原生成过少而使尿路感染易感性升高。

研究发现出现尿频、腰痛、膀胱排空不完全、阴道雌激素下降的患者其乳杆菌属阳性培养的比例显著增加。而急症、疼痛或灼烧、异味、膀胱过度活动和性行为活跃的患者其克雷伯菌属阳性培养的比例显著增加。这说明泌尿道菌群与尿路感染的临床表现有较强的相关性。

（二）儿童尿路感染的泌尿道微生态

Lemberger U 等人发现健康儿童 *P. mirabilis*、铜绿假单胞菌（*Pseudomonas aeruginosa*）和肠杆菌（*Enterobacteria*）膀胱的微生物群与成人膀胱的微生物群不同。其尿路感染的特征是膀胱细菌组成发生变化，其中肠杆菌的患病率很高。研究发现，细菌种类与尿液的 pH 值之间存在相关性。在酸性微弱的尿液中，*P. mirabilis*、铜绿假单胞菌和肠杆菌的丰度比较高。而大肠埃希菌和肺炎克雷伯菌在酸性较强的尿液中更为常见，其中年龄较小儿童（24 个月以下）尿液呈酸性（pH ＜ 6），而年龄较大儿童的尿液呈碱性（pH ＞ 7），因此，在年龄较小儿童中，大肠埃希菌、肺炎克雷伯菌和肠杆菌的患病率较高，而 *P. mirabilis*、铜绿假单胞菌在年龄较大儿童中更为丰富，这表明存在与年龄相关的特征性病原体（图 3-17）。

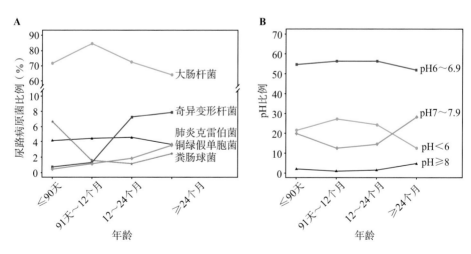

图 3-17　尿路病原菌比例和尿液 pH 随年龄的变化

A. 尿路病原菌比例随年龄的变化；B. 尿液 pH 随年龄的变化。

对尿路感染儿童行导尿术取尿发现,患儿与健康儿童相比,其菌群发生了变化,α 多样性(香农指数)显著降低。通过 16S rRNA 测序,在基于物种的水平上详细鉴定有关尿路感染的细菌得出,革兰氏阴性菌是最常见的病原体,其中最丰富的是大肠埃希菌、其次是肺炎克雷伯菌、奇异变形杆菌、铜绿假单胞菌、摩氏摩根菌(*Morganella morganii*)、*Hafnia alvei* 以及其他肠杆菌,而革兰氏阳性菌则比较少见。

Kinneman L 等人对 85 名 48 个月以下的发热儿童的导尿术标本进行测序,发现未接受过排尿训练儿童的泌尿道微生态最丰富的是如下 5 个菌属:普雷沃菌(*Prevotella*)、*Peptoniphilus*、大肠埃希菌、韦荣球菌(*Veillonella*)和 *Finegoldia*。唯一与年龄相关的是动弯杆菌(*Mobiluncus*)。Doyev R 等人比较了在 1 年内被诊断为两次以上尿路感染发作儿童的病原体,两次发作中 48% 的细菌是一致的。与上一次的发作相比,复发的尿路感染中 53% 的病原体表现出相似性,甚至它们对抗生素的敏感性有所提高。

(三)其他尿路感染的泌尿道微生态

尿路感染是妊娠中最常见的细菌感染,会导致孕产妇和新生儿的发病率和死亡率的升高。尿路感染可表现为无症状菌尿、急性膀胱炎或肾盂肾炎。引起妊娠期菌尿常见的危险因素是既往尿路感染史,而有症状尿路感染通常是由无症状菌尿发展而来,这表明了尿路感染与泌尿道微生态之间的相互联系。

非复杂性尿路感染在育龄期、性活跃、未怀孕、绝经前的女性中最常见,其中 75%～95% 患者泌尿道微生态能分离出革兰氏阴性菌。除此之外,其他非复杂性尿路感染与多种生物有关,包括革兰氏阳性菌如 *Staphylococcus saprophyticus*、肠球菌、*Streptococcus agalactiae*、B 组链球菌(*Group B streptococcus*)和其他不常见的细菌。在孕妇和老年人等人群中,革兰氏阳性菌是尿路感染的主要病原体。泌尿道革兰氏阳性菌引起的非复杂性尿路感染的症状与革兰氏阴性菌引起的症状相似,通常包括排尿困难、尿频、尿急和耻骨上疼痛。其中,发热、寒战、肋脊角压痛、侧腹疼痛和恶心常提示上尿路感染。复杂性尿路感染通常为医院感染,尤其是患者伴随尿路结构或功能改变以及其他潜在的肾脏、代谢或免疫系统疾病更易发生尿路感染。

综上所述,尿路感染的发生和发展与泌尿道微生态有着密切的联系,这为今后的利用微生态治疗感染奠定了基础。

(柳丰萍　李志　夏强)

第八节　膀胱过度活动症患者的泌尿道微生态

一、发病概况

(一)概述

2002 年国际尿控协会(international continence society, ICS)正式提出膀胱过度活动综合征(overactive bladder syndrome, OAB)的概念。其同义词包括尿急综合征(urge syndrome)和尿急 - 尿频综合征(urgency-frequency syndrome)。具体定义为尿急,伴或不伴急迫性尿失禁,常伴随着尿频和夜尿增多。其中,尿急是指一种突发的强烈的排尿欲望,且很难被主观抑制而延迟排尿。急迫性尿失禁是指急迫排尿感未被抑制,或未及时到达厕所而发生尿失禁,且常伴有膀胱完全排空。尿频是指患者自觉每天排尿次数过于频繁。在主观感觉的基础上,成人日间排尿次数≥8次,夜间排尿次数≥2次。每次尿量<200ml时考虑为尿频。夜尿是指夜间患者被迫醒来排尿1次或1次以上。这些症状既可以单独出现,也可以任何复合形式出现。2010年,国际妇科泌尿学会和国际尿控协会进一步完善了膀胱过度活动症的定义,将其定义为:尿急,常伴有尿频和夜尿的症状,伴或不伴急迫性尿失禁,除外尿路感染及其他确切病因。

(二)分型

1. **按照病因分类** 一些膀胱过度活动症的患者经过检查,无法确定其发病原因和病理机制,这些患者被称为特发性膀胱过度活动症;另一些患者经过检查,发现这些症状是由特定的原发疾病引起的,如前列腺增生合并膀胱出口梗阻,同时合并有膀胱过度活动症的症状,当膀胱出口梗阻解除后,膀胱过度活动症的症状也随之缓解,这类患者被称为继发性/伴发性膀胱过度活动症。

2. **按发病机制不同分类**

(1)神经源性病因所致的逼尿肌反射亢进。中枢神经、外周神经,尤其是膀胱传入神经的异常都可以导致膀胱过度活动症状。

(2)非神经源性病因所致的逼尿肌不稳定。如逼尿肌平滑肌细胞的自发性收缩和肌细胞间冲动传递增强,均可以诱发逼尿肌不自主收缩,产生膀胱过度活动症状。此外,尿道及盆底肌功能异常、激素代谢失调也可引起膀胱过度活动症状。

3. **根据影像尿动力学分类**

Ⅰ型:影像尿动力学检查未发现逼尿肌非随意收缩。

Ⅱ型:影像尿动力学检查发现逼尿肌非随意收缩,但患者可以感知收缩并能够抑制。

Ⅲ型:影像尿动力学检查发现逼尿肌非随意收缩,患者也可以感知收缩并且能够使括约肌收缩,但不能抑制逼尿肌收缩。

Ⅳ型:影像尿动力学检查发现逼尿肌非随意收缩,患者不能够感知,也不能够引起括约肌收缩和抑制逼尿肌非随意收缩。

（三）流行病学概况

膀胱过度活动症是一种普遍的疾病,对生活质量有重大影响。据估计,大约有11%～16%的成年人受此病影响,其患病率随着年龄的增长而增加。2011年中华医学会泌尿外科学分会尿控学会发布了我国首个大规模膀胱过度活动症流行病学调查结果。该调查涵盖了中国六大地区(东北、华北、西北、华东、中南、西南)的34个城市,结果显示,我国≥18岁人群膀胱过度活动症的总体患病率为5.2%;该人群男性和女性患病率分别为5.9%和6.0%。整体患病率随年龄的增长明显增高,相同年龄段男女患病率相近。18～40岁人群膀胱过度活动症患病率为1.1%,其中男性患病率为1.1%,女性患病率为1.0%。41岁及以上人群患病率为11.3%,其中男性10.9%,女性11.8%。多因素分析显示,男性体重指数与膀胱过度活动症患病相关,而女性绝经、经阴道分娩、多次分娩则增加了膀胱过度活动症的患病率。

二、病因学

目前关于膀胱过度活动综合征的病因尚不明确,但随着研究人员对于膀胱过度活动症的了解不断深入,其病因和发病机制也会越来越清晰。从现有的研究来看,引起膀胱过度活动症的病因主要包括逼尿肌过度活动(由非神经性因素导致的储尿期逼尿肌异常收缩),膀胱感觉功能过敏(由于膀胱感觉功能异常导致在较小的膀胱容量下即出现排尿欲),尿道及盆底肌功能异常以及神经中枢和神经递质异常等。最新研究表明,膀胱过度活动症的发生与微生物的关系密切。如在肠道微生物相关研究中,Okamoto T等人观察到肠道微生物含量和特定细菌属在OAB与非OAB人群中存在显著差异,OAB患者细菌多样性较低,双歧杆菌(*Bifidobacterium*)的相对丰度显著低于对照组,而 *Faecalibacterium* 的相对丰度显著高于对照组。另外,泌尿道微生态可能在膀胱过度活动症的发病机制中发挥作用,但其潜在的致病机制及其可能的治疗意义尚不清楚。一些研究表明,尿液微生态对不同膀胱过度活动症治疗的结果有显著影响,如抗毒蕈碱药或肠内注射肉毒杆菌毒素治疗膀胱过度活动症,患者体内的细菌丰度及多样性均显著减少。此外,除成人患者泌尿道微生态与膀胱过度活动症之间存在特定联系外,也有研究发现泌尿道微生态在儿童和青少年膀胱过度活动症状中也存在相关性。由此可见,微生物在膀胱过度活动症的发病过程中起着不可忽视的作用。

三、膀胱过度活动症患者泌尿道微生态特征

研究表明,泌尿道微生态的改变与下尿路症状的改变有关。膀胱过度活动症是下尿路症状的一部分,在中老年人中普遍存在。同时,也有确凿证据表明,成人患者泌尿道微生物群的定性和定量特征与膀胱过度活动症的症状之间存在一定的关系。Curtiss N 等人对60 例 OAB 女性的清洁中段尿标本与 35 例对照组的尿液进行了比较。结果发现,泌尿生殖道致病菌变形杆菌属(*Proteus*)更多存在于 OAB 女性中,且与对照组的尿液相比,OAB 患者的尿液中乳杆菌(*Lactobacillus*)减少(图 3-18)。同时,另一项研究结果也发现与膀胱症状患者相比,乳杆菌在对照组中的丰度明显更高,而乳杆菌的保护作用可能是通过产生对泌尿道致病菌有抵抗活性的细菌素来发挥的。

吴芃等人研究了尿液微生态与膀胱过度活动症严重程度之间的相关性。通过对 70 例 OAB 患者通过导尿术获得的尿液样本进行 16S rRNA 测序,结果发现,轻度症状患者比中度 / 重度症状患者菌群的多样性及丰度更低,并且两组间的 β 多样性也显著不同

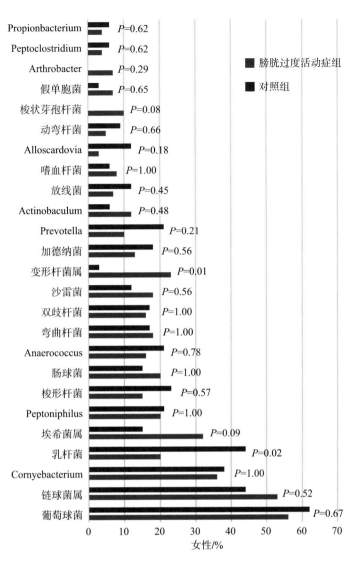

图 3-18　健康人和膀胱过度活动症患者尿液微生态差异分析

（图 3-19，图 3-20）。其中与轻度症状患者相比，放线菌（*Actinobacteria*）在中/重度患者中丰度显著增加，而双歧杆菌属在中/重度患者中丰度显著降低。另外，膀胱过度症状问卷评分得分与丰富度指数（Chao1 指数）和多样性指数（倒辛普森指数）呈正相关，其中卟啉单胞菌（*Porphyromonas*）和普雷沃菌（*Prevotella*）与膀胱过度活动症症状的严重程度密切相关（图 3-21）。

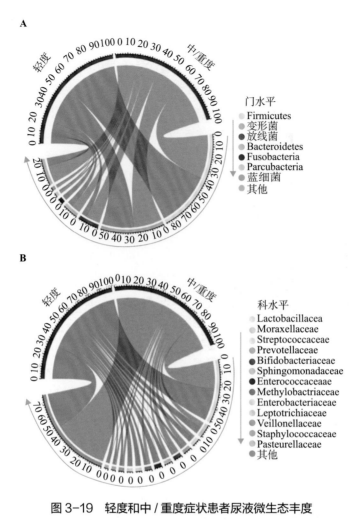

图 3-19　轻度和中/重度症状患者尿液微生态丰度

A. 门水平; B. 科水平。

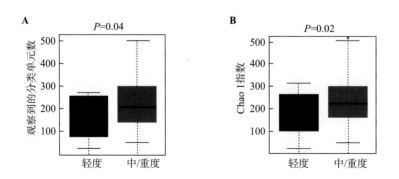

图 3-20　轻度和中/重度症状患者尿液微生态多样性分析

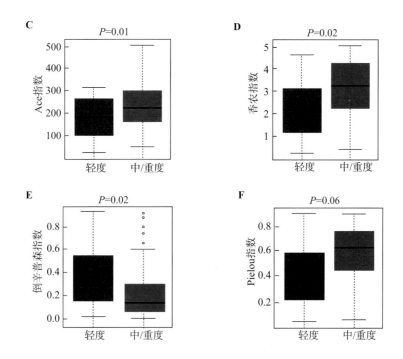

图 3-20 轻度和中 / 重度症状患者尿液微生态多样性分析（续）

A. 观察到的分类单元数分析；B. Chao 1 指数分析；C. Ace 指数分析；D. 香农指数分析；
E. 倒辛普森指数分析；F. Pielou 指数分析。

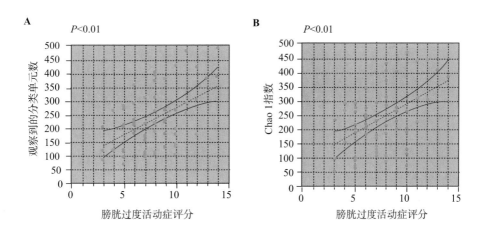

图 3-21 膀胱过度活动症评分尿液微生态相关性分析

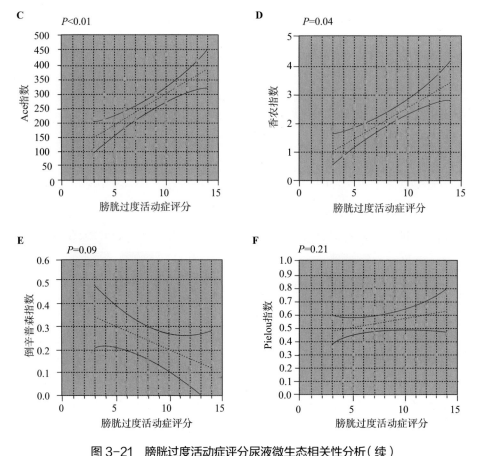

图 3-21 膀胱过度活动症评分尿液微生态相关性分析（续）

A. 观察到的分类单元数分析；B. Chao 1 指数分析；C. Ace 指数分析；

D. 香农指数分析；E. 倒辛普森指数分析；F. Pielou 指数分析。

Hilt E E 等人对 41 例膀胱过度活动症患者及 24 例对照女性采用导尿术收集的尿液样本进行 16S rRNA 测序和 EQUC 培养。结果表明，EQUC 培养观察到 80% 的样本细菌培养出现阳性，其中最常见的菌属为乳杆菌属（15%），其次是棒状杆菌属（*Corynebacterium*）（14%）和链球菌属（*Streptococcus*）（12%）。在 OAB 组和对照组均分离得到乳杆菌属、棒状杆菌属、链球菌属、放线菌属、葡萄球菌属（*Staphylococcus*）和双歧杆菌属（*Bifidobacterium*）。而 *Aerococcus* 和放线菌属只从 OAB 患者中分离到。

Siddiqui H 等人对一名女性膀胱过度活动症患者的尿液微生态进行了描述,使用高通量 16S rDNA 焦磷酸测序对相隔一年的两个连续尿液样本进行了测序。在第一个样本中,标准的尿液培养为链球菌属阳性。该妇女接受抗生素治疗一年后,尿液 EQUC 培养阴性,但下尿路症状持续存在。通过对两种尿液标本的 16S rDNA 分析,结果发现在一年内微生物多样性几乎没有变化。由此可见,不管是否接受抗生素治疗,患者下尿路症状均未改善,且尿液微生态组成和结构均相对恒定,这表明 OAB 症状和尿液微生态之间的潜在联系。

综上所述,随着泌尿道微生态与膀胱过度活动症的发病及进展联系的深入研究,将有可能将特定泌尿道微生物群与不同的膀胱过度活动症表型相对应,有助于开发精准医疗的应用前景。目前用于治疗膀胱过度活动症的药物如抗毒蕈碱类药物、$β_3$ 受体激动剂以及肉毒毒素等均为非特异性膀胱过度活动症治疗药物,而确定膀胱过度活动症表型特异性微生物标志菌群,也将帮助我们更多地了解膀胱过度活动症发病机制,从而为临床患者提供基于泌尿道微生态的精细化治疗方案。

(郭玮　吴登龙　杨德林)

第九节　膀胱癌患者的泌尿道微生态

一、发病概况

(一)概述

膀胱癌(bladder cancer, BC)是膀胱内细胞恶性过度生长形成的一种肿瘤疾病,是泌尿系统最常见的肿瘤。膀胱肿瘤 90% 以上为尿路上皮癌(urothelial carcinoma, UC),少部分为鳞状细胞癌(squamous cell carcinoma, SCC)和腺癌。患病人群多有血尿症状,表现为间歇性无痛性全程肉眼血尿,有时可发生镜下血尿;尿频、尿急、尿痛多为疾病晚期表现;可引起肾积水、肾功能不全或腰骶部疼痛等症状,亦可侵及输尿管或盆腔。膀胱癌主要扩散方式为直接浸润,淋巴转移是最主要的转移途径,血行转移多在晚期。该病易复发,目前多采用手术与化疗等方法进行控制。

(二)分型

膀胱癌的分型根据肿瘤组织学分级、生长方式和浸润深度进行综合分类。

1.组织学分级 目前膀胱尿路上皮肿瘤根据分化程度普遍采用 WHO 分级法,临床上同时使用 WHO 1973 和 WHO 2004 两种分级标准。

(1)WHO 1973:①乳头状瘤;②尿路上皮癌Ⅰ级,分化良好;③尿路上皮癌Ⅱ级,中度分化;④尿路上皮癌Ⅲ级,分化不良。

(2)WHO 2004:①乳头状瘤;②低度恶性潜能的乳头状尿路上皮肿瘤;③低级别乳头状尿路上皮癌;④高级别乳头状尿路上皮癌。

2.生长方式

(1)原位癌(carcinoma in situ, CIS):病变局限在黏膜内,无乳头亦无浸润基底现象,分化差,与肌层浸润性密切相关。

(2)乳头状癌:病变细胞似从膀胱边缘生长,形如蘑菇组织。

(3)浸润性癌:病变发生浸润转移,常存在于高级别膀胱肿瘤分级。

3.浸润深度 根据癌浸润膀胱的深度进行分级,目前采用的是国际抗癌联盟于 2009 年公布的 TNM(即 Tumor Node Metastasis)

分期标准。

（1）非肌层浸润性膀胱癌（non-muscle- invasive bladder cancer，NMIBC）：约占 80%，包括 T_{is}（原位癌）、T_a（非浸润性乳头状癌）、T_1（肿瘤浸润黏膜固有层）。

（2）肌层浸润性膀胱癌（muscle-invasive bladder cancer，MIBC）：约占 20%，主要为 T_2 及以上分期肿瘤（肿瘤浸润膀胱肌层及以外）。

（三）流行病学概况

据 WHO 报道，截至 2020 年数据，约有 57.3 万膀胱癌新病例确诊及 21.3 万例死亡，该病已成为全球第 10 位最常见的癌症。患病群体里男性比女性更常见，男性发病率为 9.5/10 万人，死亡率为 3.3/10 万人，约为女性的 4 倍。膀胱癌在男性中是第 6 大常见癌症和第 9 大癌症死亡原因。

二、病因学

关于膀胱癌病因学的研究开展迅速，吸烟是膀胱癌最常见的危险因素之一。除此之外，遗传、年龄增长、大量饮酒、长期接触工业化学产品、膀胱慢性感染与异物长期刺激等因素也会增加膀胱癌的患病风险。

研究表明，膀胱癌的发生与膀胱微生态失调有关。膀胱慢性炎症引起白细胞介素 -6、肿瘤坏死因子、白细胞介素 -17 等炎症细胞因子大量分泌，同时巨噬细胞、髓源性抑制细胞、Foxp3+ 调节性 T 细胞、肥大细胞等免疫细胞参与免疫应答，与炎症因子共同调节膀胱微生态结构，从而促进膀胱癌病程进展。

另外，其他微生态对膀胱癌的作用机制也进行了相关研究。证据表明肠道微生态会影响癌症的发展和患者对治疗的反应。膀胱癌人群的肠道细菌多样性比健康人低，主要表现在 Bacteroidetes 和 Firmicutes。肠道内的短链脂肪酸如丁酸盐主要由 Firmicutes 产生,它通过影响肠上皮细胞生长及诱导细胞凋亡对膀胱癌细胞具有直接抑制作用。一项病例对照研究表明,积极摄入乳杆菌(*Lactobacillus*)可降低普通人群患膀胱癌的风险。此外,口腔微生态与膀胱癌也有一定联系。*Tannerella forsythia* 和 *Treponema denticola* 是口腔的两种厌氧细菌,二者抗体水平较低时,膀胱癌的发病风险增加。

三、膀胱癌患者泌尿道微生态特征

鉴于日益增长的患病人群,探索膀胱癌患者泌尿道微生态菌群特征变得尤为迫切。多位学者已开展相关研究,发现慢性炎症、肿瘤分期、性别、尿液采集方法等因素均会影响尿液微生态结构。深入研究膀胱癌患者泌尿道微生态的特征,可为疾病预防、诊疗、转归提供参考依据。

研究表明膀胱癌与泌尿微生态存在相关性,但具体的作用机制尚不明确。譬如,尿液微生态的改变与血吸虫病诱发的鳞状细胞膀胱癌存在密切联系。Adebayo AS 及其同事发现相关菌属可用于鉴别血吸虫患者是否发生膀胱病变人群、单纯血吸虫病感染人群以及健康人群等三类人群。这些菌属主要包括:梭杆菌属(*Fusobacterium*)、*Sphingobacterium* 和肠球菌属(*Enterococcus*),其中 *Sphingobacterium* 被视为感染标志物。另有学者提出假设膀胱微生物态会改变细胞外基质,这可能会促进或抑制尿路上皮癌的发生及进展。

Ahmed A Hussein 通过比较 43 名膀胱癌患者与 10 名健康对照组的尿液微生态,发现膀胱癌组与对照组 α 多样性没有差异,属水平的 β 多样性升高。其中,膀胱癌患者尿液中含量较高的菌属有:放线菌(*Actinobacteria*)、*Aachromobacter*、*Brevibacterium* 和布鲁氏菌(*Brucella*);而对照组检测到升高的菌属有:*Salinococcus*、

Jeotgalicoccus、*Escherichia-shigella*、*Faecalibacterium*、*Thermus* 和乳
杆菌属（图 3-22）。

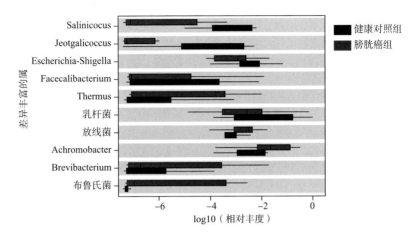

图 3-22　健康人和膀胱癌患者尿液微生态差异分析

　　Bi H 团队对 29 名膀胱癌患者与 26 名非肿瘤人群的清洁中段尿
分析后得出肿瘤组 α 多样性及 β 多样性均升高的结论。在门水平
上，肿瘤组 *Tenericutes*、变形菌（*Proteobacteria*）平均细菌丰度高于
对照组；属水平上有五个菌在两组间具有差异，且均呈更加丰富的特
点，包括肿瘤组的放线菌，非肿瘤组的链球菌（*Streptococcus*）、双歧
杆菌（*Bifidobacterium*）、乳杆菌、韦荣球菌（*Veillonella*）（图 3-23）。

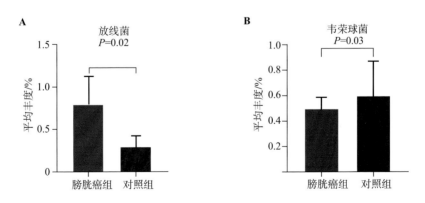

图 3-23　健康人和膀胱癌患者尿液微生态中部分菌群差异显著

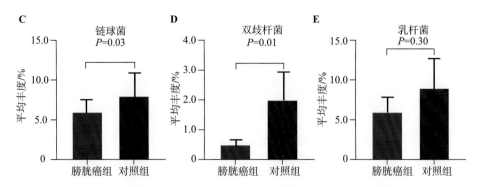

图 3-23　健康人和膀胱癌患者尿液微生态中部分菌群差异显著（续）

A. 放线菌；B. 链球菌；C. 双歧杆菌；D. 乳杆菌；E. 韦荣球菌。

除了上述两位学者对膀胱癌群体尿液微生态进行的相关研究，Bučević Popović V、吴芃等人也进行了探讨。其中 Bučević Popović V 团队发现肿瘤组梭菌属（*Clostridium*）明显增加（图 3-24），非肿瘤组韦荣球菌、链球菌属和棒状杆菌属显著富集（图 3-25）。吴芃研究团队表明中国男性膀胱癌患者部分细菌丰度显著增加，尿液中出现大量不动杆菌（*Acinetobacter*）、*Anaerococcus* 和鞘氨醇杆菌属，部分数量减少的菌属有沙雷菌属（*Serratia*）、变形杆菌属（*Proteus*）和玫瑰单胞菌属（*Roseomonas*）。

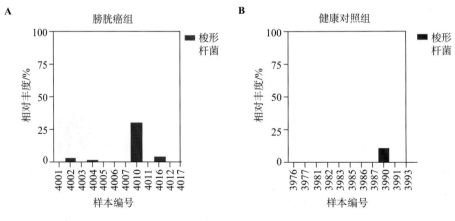

图 3-24　健康人和膀胱癌患者尿液微生态中梭形杆菌差异显著

A. 膀胱癌患者组；B. 健康对照组。

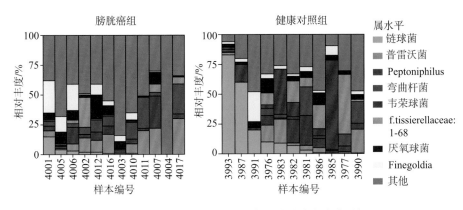

图 3-25　健康人和膀胱癌患者尿液微生态丰度分析

可见,膀胱癌群体尿液微生态与健康人有所不同。通过对比各团队研究结果,部分尿菌对膀胱癌发生的作用已被证明。

Fei Liu 和 Bi H 的研究均表明放线菌在肿瘤组丰度较高。该菌是胃肠道、口咽部和女性生殖道黏膜的黏膜共生菌,其丰度升高可能与膀胱癌的发展相关。Fei Liu 的研究发现,癌组织的变形杆菌(*Bacillus proteus*)和不动杆菌丰度明显高于癌周组织。变形杆菌被认为是具有致病特征的肠道共生菌,有假设指出该菌升高是微生态失调的一个诊断指标,失衡状态可能在膀胱癌发生中起重要作用。不动杆菌属是致病微生物,膀胱癌动物模型发现该菌可通过激活 NF-κB 信号通路而发挥致癌作用,同时该菌的多重耐药性使实验动物死亡率升高。以上细菌在膀胱癌进程中发挥了不同程度的致癌作用。此外,尿液菌群作为共生微生物也具备肿瘤抑制作用。有假设指出,改变尿液微生态可作为膀胱癌的一种辅助治疗。例如,临床运用多年的减毒结核分枝杆菌疫苗:牛分枝杆菌卡介苗,可诱发非特异性免疫反应,具有预防复发性浅表性膀胱癌的作用,是膀胱癌较成熟的治疗方式之一。该疫苗作为活菌制剂,在膀胱微生态发生的作用机制值得进一步探讨。

另外,还有学者发现了某些菌群与膀胱肿瘤分期进展具有相关性。研究表明,肿瘤侵袭变化可能会影响菌群变异,提示疾病转归。Ahmed A Hussein 等人在比较非肌层浸润性膀胱癌与肌层浸润性膀胱癌患者尿菌时得出属水平 β 多样性升高的结论。其中,肌层浸润性膀胱癌患者的嗜血杆菌属(*Hemophilus*)和韦荣球菌及非肌层浸润性膀胱癌患者的 *Cupriavidus* 均更加显著。另有两项研究发现,尿液微生态结构可用于预测膀胱癌患者病程是否复发。国内学者吴芃等人依据肿瘤分期对膀胱癌患者进行分组,其中高复发风险组的 *Herbaspirillum*、*Porphyrobacter* 和拟杆菌(*Bacteroide*)存在富集,对肿瘤病程具有预示作用。曾嘉荣等人进行了类似的研究,发现复发组人群具有较高的多样性水平,葡萄球菌属(*Staphylococcus*)、链球菌属、普雷沃菌(*Prevotella*)在该组的非肌层浸润性膀胱癌尿液中丰度提高,香农指数和辛普森指数均高于未复发组。以上研究均证明了尿液微生态在膀胱癌病程进展中的重要作用。

在探索膀胱癌患者尿液微生态的研究中,科研人员发现以下因素可影响研究结果。

1. **性别** 在膀胱癌,流行病学和微生态的研究发现性别有差异。通过检测膀胱癌患者尿液菌群,发现男性群体 *Pelomonas*、棒状杆菌、*Finegoldia* 等菌数量较多,而女性群体乳杆菌属、放线菌属、普雷沃菌、肠球菌、弯曲杆菌(*Campylobacter*)和 Ruminococcocae 的水平较高。这种菌群的区别可能对女性罹患膀胱癌具有保护作用,因此膀胱癌与尿液微生态的分析需要进行性别区分。

2. **尿液采集方式** 尿液的不同采集方式对尿液微生态的检测结果有影响。正如 Oresta B 学者将膀胱癌患者导尿样本与清洁中段尿、膀胱冲洗液比较后发现,膀胱冲洗液里 Burkholderiaceae 等菌种的数量较导尿样本明显增加,中段尿的链球菌、肠球菌、棒状杆菌和梭杆菌种类也明显增加。最终得出导尿管采集的尿液比中段尿液及洗涤尿液更能反映患者尿液微生态的结论。

综上所述,膀胱癌患者与尿液微生态之间存在联系。虽然在比较物种多样性及探寻特点菌群表征膀胱癌尿液微生态的研究中,各学者未得到统一结论,但该研究领域仍值得未来深入探讨。

(柳丰萍　赵玉　夏强)

🔬 第十节　间质性膀胱炎患者的泌尿道微生态

一、发病概况

（一）概述

间质性膀胱炎（interstitial cystitis，IC）又被称作膀胱疼痛综合征（bladder pain syndrome，BPS），是一种病因尚未明确的慢性非细菌性膀胱炎症。患病群体以尿频、尿急、尿痛等膀胱刺激征和／或耻骨上区疼痛为主要临床表现,有时可有尿道、会阴、阴道及性交疼痛。部分患者疼痛十分剧烈,与膀胱充盈度有关,排尿后症状缓解。症状不典型者以下腹坠胀或压迫感为主,月经前或排卵期加重。患者尿培养常为阴性,目前仅能通过排除方法进行诊断,病程呈良性进展。疾病发作时可严重降低患者生活质量,晚期可出现膀胱挛缩、输尿管反流、输尿管狭窄,继而导致肾积水、肾盂肾炎、肾衰竭等并发症,尚不能完全治愈。

（二）分型

间质性膀胱炎根据膀胱镜检水肿的表现和膀胱活检的病理改变进行分型。

1. 溃疡型间质性膀胱炎（hunner-type interstitial cystitis, HIC）该型中央苍白瘢痕放射出红色的黏膜斑片和小血管,称作"Hunner病变",病理表现为局部免疫反应增强,伴有淋巴浆细胞浸润和尿路上皮剥脱,有严重的膀胱炎症。目前多采用经尿道电切和凝血术治疗,预后较好。

2. 非溃疡型间质性膀胱炎（non-hunner-type interstitial cystitis, NHIC） 该型可见肾小球（多发点状出血）和黏膜下出血,膀胱镜检查和水扩张检查未发现 Hunner 病变,常采用水扩张作为治疗选择和诊断工具。

（三）流行病学概况

据发布在国际泌尿外科杂志临床指南的相关数据,间质性膀胱炎发病率为 0.01% ~ 2.3%,男女比例 1:5。因各国诊断标准有所差异,故统计人群包含已确诊及符合疾病症状的相关人群。其中,美国间质性膀胱炎女性患病率为 2.7% ~ 6.53%;韩国为 0.26%。台湾地区公布的数据显示,2002 年间质性膀胱炎患病率为 21.8/100 000 人,2013 年为 40.2/100 000 人。

二、病因学

间质性膀胱炎病因及发病机制尚不明确,据目前研究表明,影响疾病发展的主要原因包括感染、自身免疫、肥大细胞参与、膀胱上皮细胞的氨基葡聚层缺乏和上皮渗透性改变（抗增殖因子）、神经生物学、尿液异常、盆腔器官交叉致敏作用、一氧化氮代谢、遗传及精神心理因素等方面。

此外,关于微生态在间质性膀胱炎的作用已有研究。通过随访饮食,发现部分间质性膀胱炎患者可能对特定的食物非常敏感,其中咖啡因、酸和酒精等饮食成分会加剧疼痛及泌尿系统症状。饮食带来的疾病变化,激发了学者对肠道微生态的研究。间质性膀胱炎患者粪便菌群与健康人不同,其粪便 *Eggerthella.sinensis*、*Colinsella.aerofaciens*、*Faecalibacterium.prausnitzii*、*Odoribacter.splanchnicus* 和 *Lactonifactor.longoviformis* 等菌群的水平显著降低。代谢组学分析表明,间质性膀胱炎患者粪便的甘油醛含量显著升高,脂质途径在其肠道微生态发挥作用。另外, Kate V Meriwether 通过采集绝经前妇女的阴道样本,发现乳杆菌(*Lactobacillus*)是间质性膀胱炎患者的优势菌属,这对间质性膀胱炎与阴道微生态的今后研究具有奠基作用。

三、间质性膀胱炎患者泌尿道微生态特征

尽管各种研究一定程度上揭示了各影响因素与间质性膀胱炎的内在联系,但该病机制仍未明确。近年,微生态与各疾病的相关探索成为热点。各学者对间质性膀胱炎与尿液微生态也进行了相关研究,以期对疾病深入了解。

Xu H 等人通过 16S rRNA 测序、液相色谱及质谱联用方法对42 名女性的中段尿进行了菌群分析。他们招募了 20 名间质性膀胱炎患者和 22 名健康人作为对照,其中 ACE 指数,Chao1 指数在间质性膀胱炎组中显著低于对照组,而香农指数、辛普森指数、Pielou 指数无统计学意义。可见,间质性膀胱炎患者尿菌丰度明显低于对照组,两组尿菌多样性和均匀度无差异。在比较疾病组与对照组时,门水平上,间质性膀胱炎组变形菌门(Proteobacteria)丰度最高,其次是 Firmicutes、放线菌门(Actinobacteria)和 Bacteroidetes (图 3-26)。通过 LEfse 方法鉴定与间质性膀胱炎相关的特异菌属,最终发现四种机会致病菌显著升高,分别是:沙雷菌(*Serratia*)、短杆菌属(*Brevibacterium*)、卟啉单胞菌属(*Porphyromonas*)、柠檬酸杆菌(*Citrobacter*);另有 11 个属丰度下降,分别为: *Senegalimassilia*、*Howardella*、*Gemella*、小类杆菌属(*Dialister*)、*Moheibacter*、*Sphingobium*、

Fastidiosipila、*Megasphaera*、*Thermovum*、分枝杆菌（*Mycobacteria*）和 *Atopobium*。

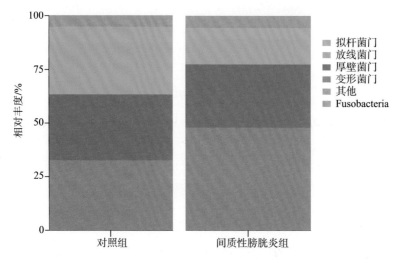

图 3-26　健康人和间质性膀胱炎患者尿液微生态丰度分析

Siddiqui H 及其团队对间质性膀胱炎患者与健康女性的尿液微生态进行了比较,得出间质性膀胱炎组尿菌丰富度和多样性较健康对照组显著降低的结论。在门水平,间质性膀胱炎组 Firmicutes 最丰富,其中 Nitrospirae 仅在患病组中检测到;属水平上,患病组超过 90% 的菌群被鉴定为乳杆菌属（*Lactobacillus*）,以及少量肠球菌（*Enterococcus*）、奇异菌属、变形杆菌属和 *Cronobacter*。

另有 Nickel JC 等人根据间质性膀胱炎临床表现是否发作,分析了亚组尿液菌群。其中发作组假丝酵母（*Candida*）和 *Saccharomyces* 较为显著,这些真菌可能与间质性膀胱炎病因或发病机制存在关联。此外,该团队根据间质性膀胱炎患者疾病分型对尿液微生态进行了首次综合评估。根据疾病亚型,纳入人群分为溃疡型间质性膀胱炎组及非溃疡型间质性膀胱炎组。总体上,两组之间物种丰度或多样性没有显著差异。性别区分后,男性患者组间存在显著差异。在溃疡型间质性膀胱炎组,香农指数表明男性患者的物种多样性显著高于女性患者。对男性患者鉴定尿菌后,其中溃疡型间质性膀胱炎患者 *Negativicoccus succinivorans*、*Porphyromonas somerae*、柯氏动弯杆菌(*Mobiluncus curtisii*)丰度较高,而非溃疡型间质性膀胱炎患者 *Corynebacterium renale* 含量更高。

上述研究表明了间质性膀胱炎与尿液微生态存在联系。然而,部分学者得出了相反的结论,他们并未发现间质性膀胱炎患者与健康对照组的尿菌存在显著差异。

Jacobs KM 在女性中比较了间质性膀胱炎患者与对照组差异。通过采集两组患者的导尿样本分析,属水平上疾病组最常见的细菌是乳杆菌和链球菌,而对照组最常见的仅有乳杆菌。依据症状分组,结果表明链球菌与没有活动症状的间质性膀胱炎患者存在联系。在采尿标本前一天,间质性膀胱炎症状处于缓解期的患者约有一半检测出链球菌,具有严重症状的患者尿液中尚未发现链球菌。但在之前有关下尿路疾病的研究中, *S. anginosu* 被证明在急迫性尿失禁及间质性膀胱炎中具有刺激排尿作用,这与 Jacobs KM 研究结论有所矛盾。另外,Joyce C 团队及 Bresler L 发现泌尿微生物在 α 多样性或属水平组成上没有差异,仅在少数物种上有所不同。Neuhaus J 认为,目前研究的尿液菌群不能为间质性膀胱炎的诊断或预后提供有效的生物标志物,细菌可能不是间质性膀胱炎患者的发病原因。因此,探明间质性膀胱炎与尿液微生态之间的联系值得深入研究。

在比较各团队尿菌结果时,乳杆菌在间质性膀胱炎中的临床意义备受关注。Abernethy MG 发现,该菌与间质性膀胱炎症状严重程度指数得分有关,这表明泌尿微生态可能会影响下尿路症状。在所有纳入的人群中,从尿液中分离出 *L.acidophilus* 的研究对象在间质性膀胱炎症状指数、间质性膀胱炎问题指数和女性泌尿生殖疼痛指数上得分较低,这提示了乳杆菌可能对间质性膀胱炎症状具有保护作用。然而,该结论受到了质疑。在 Jacobs KM 团队使用的疼痛量表中,尚未观察到乳杆菌在分组人群中具有差异。Siddiqui H 团队检测间质性膀胱炎患者的尿液时,乳杆菌含量也高于非疾病组。

综上所述,间质性膀胱炎与尿液微生态的研究结果存在一定矛盾。目前,膀胱微生物对泌尿系统疾病的联系尚未明确,探明生物标志物对疾病诊断及预后方面的影响仍需未来探究。

(柳丰萍　赵玉　夏强)

参考文献

[1] LUKACZ E S, SANTIAGO-LASTRA Y, ALBO M E, et al. Urinary incontinence in women: A review[J]. JAMA, 2017,318(16): 1592-1604.

[2] LEE U J, FEINSTEIN L, WARD J B, et al. Prevalence of urinary incontinence among a nationally representative sample of women, 2005—2016: Findings from the urologic diseases in America project[J]. J Urol, 2021,205(6): 1718-1724.

[3] PRICE T K, LIN H, GAO X, et al. Bladder bacterial diversity differs in continent and incontinent women: a cross-sectional study[J]. Am J Obstet Gynecol, 2020,223(5): 721-729.

[4] NARDOS R, LEUNG E T, DAHL E M, et al. Network-based differences in the vaginal and bladder microbial communities between women with and without urgency urinary incontinence[J]. Front Cell Infect Microbiol, 2022,12: 759156.

[5] KARSTENS L, ASQUITH M, DAVIN S, et al. Does the urinary microbiome play a role in urgency urinary incontinence and its severity?[J]. Front Cell Infect Microbiol, 2016, 6: 78.

[6] THOMAS-WHITE K J, KLIETHERMES S, RICKEY L, et al. Evaluation of the urinary microbiota of women with uncomplicated stress urinary incontinence[J]. Am J Obstet Gynecol, 2017,216(1): 51-55.

[7] PEARCE M M, HILT E E, ROSENFELD A B, et al. The female urinary microbiome: A comparison of women with and without urgency urinary incontinence[J]. mBio, 2014,5(4):

e1214-e1283.

[8] YAMAMOTO H S, XU Q, FICHOROVA R N. Homeostatic properties of Lactobacillus jensenii engineered as a live vaginal anti-HIV microbicide[J]. BMC Microbiol, 2013, 13: 4.

[9] PEARCE M M, ZILLIOX M J, ROSENFELD A B, et al. The female urinary microbiome in urgency urinary incontinence[J]. Am J Obstet Gynecol, 2015,213(3): 341-347.

[10] FOK C S, GAO X, LIN H, et al. Urinary symptoms are associated with certain urinary microbes in urogynecologic surgical patients[J]. Int Urogynecol J, 2018,29(12): 1765-1771.

[11] ONDERDONK A B, DELANEY M L, FICHOROVA R N. The human microbiome during bacterial vaginosis[J]. Clin Microbiol Rev, 2016,29(2): 223-238.

[12] KOMESU Y M, RICHTER H E, CARPER B, et al. The urinary microbiome in women with mixed urinary incontinence compared to similarly aged controls[J]. Int Urogynecol J, 2018,29(12): 1785-1795.

[13] 吴孟超, 吴在德, 吴肇汉, 等. 外科学 [M]. 9 版. 北京: 人民卫生出版社, 2018.

[14] 谷现恩. 尿路结石防治指南 [M]. 上海: 上海科学普及出版社, 2003.

[15] 黄丽娟, 谷现恩, 肖开. 泌尿系结石防治问答 [M]. 上海: 上海科技教育出版社, 2009.

[16] 刘志楠, 徐卫波, 刘博文, 等. 泌尿系结石与肠道微生态关系研究进展 [J]. 临床泌尿外科杂志, 2022,37(02): 156-159.

[17] ZAMPINI A, NGUYEN A H, ROSE E, et al. Defining dysbiosis in patients with urolithiasis[J]. Sci Rep, 2019,9(1): 5425.

[18] BARR-BEARE E, SAXENA V, HILT E E, et al. The interaction between enterobacteriaceae and calcium oxalate deposits[J]. PLoS One, 2015,10(10): e139575.

[19] De FERRARI M E, MACALUSO M, BRUNATI C, et al. Hypocitraturia and Ureaplasma urealyticum urinary tract infection in patients with idiopathic calcium nephrolithiasis[J]. Nephrol Dial Transplant, 1996,11(6): 1185.

[20] DJOJODIMEDJO T, SOEBADI D M, SOETJIPTO. Escherichia coli infection induces mucosal damage and expression of proteins promoting urinary stone formation[J]. Urolithiasis, 2013,41(4): 295-301.

[21] CARBONE A, AL S Y, TASCA A, et al. Obesity and kidney stone disease: a systematic review[J]. Minerva Urol Nefrol, 2018,70(4): 393-400.

[22] TICINESI A, NOUVENNE A, MESCHI T. Gut microbiome and kidney stone disease: not

just an Oxalobacter story[J]. Kidney Int, 2019,96(1): 25-27.

[23] AFSAR B, VAZIRI N D, ASLAN G, et al. Gut hormones and gut microbiota: implications for kidney function and hypertension[J]. J Am Soc Hypertens, 2016,10(12): 954-961.

[24] HAGAN T, CORTESE M, ROUPHAEL N, et al. Antibiotics-driven gut microbiome perturbation alters immunity to vaccines in humans[J]. Cell, 2019,178(6): 1313-1328.

[25] SPATOLA L, FERRARO P M, GAMBARO G, et al. Metabolic syndrome and uric acid nephrolithiasis: insulin resistance in focus[J]. Metabolism, 2018,83: 225-233.

[26] 顾欣, 张士青. 肠道菌群与草酸钙结石的形成 [J]. 国外医学 (泌尿系统分册), 2004(S1): 103-106.

[27] LI J, CHIU P, NG C F. The impact of microbiome in urological diseases: a systematic review[J]. Int Urol Nephrol, 2019,51(10): 1677-1697.

[28] TAVICHAKORNTRAKOOL R, PRASONGWATTANA V, SUNGKEEREE S, et al. Extensive characterizations of bacteria isolated from catheterized urine and stone matrices in patients with nephrolithiasis[J]. Nephrol Dial Transplant, 2012,27(11): 4125-4130.

[29] KELSEY R. Stones: Gut microbiome is unique in kidney stone disease[J]. Nat Rev Urol, 2016,13(7): 368.

[30] XIE J, HUANG J S, HUANG X J, et al. Profiling the urinary microbiome in men with calcium-based kidney stones[J]. BMC Microbiol, 2020,20(1): 41.

[31] DORNBIER R A, BAJIC P, Van KUIKEN M, et al. The microbiome of calcium-based urinary stones[J]. Urolithiasis, 2020,48(3): 191-199.

[32] MASHIMA I, NAKAZAWA F. The influence of oral Veillonella species on biofilms formed by Streptococcus species[J]. Anaerobe, 2014,28: 54-61.

[33] HONG S Y, XIA Q D, YANG Y Y, et al. The role of microbiome: a novel insight into urolithiasis[J]. Crit Rev Microbiol, 2023,49(2): 177-196.

[34] LIU F, ZHANG N, JIANG P, et al. Characteristics of the urinary microbiome in kidney stone patients with hypertension[J]. Journal of Translational Medicine, 2020,18(1): 130.

[35] LEMBERGER U, QUHAL F, BRUCHBACHER A, et al. The microbiome in urinary tract infections in children - an update[J]. Curr Opin Urol, 2021,31(2): 147-154.

[36] DONDERS G G, ZODZIKA J, REZEBERGA D. Treatment of bacterial vaginosis: what we have and what we miss [J]. Expert Opin Pharmacother, 2014, 15(5): 645-657.

[37] SHARMA H, TAL R, CLARK N A, et al. Microbiota and pelvic inflammatory disease [J].

Semin Reprod Med, 2014, 32(1): 43-49.

[38] KENYON C, COLEBUNDERS R, CRUCITTI T. The global epidemiology of bacterial vaginosis: a systematic review [J]. Am J Obstet Gynecol, 2013, 209(6): 505-523.

[39] TORRONE E A, MORRISON C S, CHEN P L, et al. Prevalence of sexually transmitted infections and bacterial vaginosis among women in sub-Saharan Africa: An individual participant data meta-analysis of 18 HIV prevention studies [J]. PLoS Med, 2018, 15(2): e1002511.

[40] COOPERATIVE GROUP OF INFECTIOUS DISEASE CSOO, GYNECOLOGY CMA. Guideline for diagnosis and treatment of bacterial vaginosis (2021 revised edition) [J]. Zhonghua Fu Chan Ke Za Zhi, 2021, 56(1): 3-6.

[41] FAN A, YUE Y, GENG N, et al. Aerobic vaginitis and mixed infections: comparison of clinical and laboratory findings [J]. Arch Gynecol Obstet, 2013, 287(2): 329-335.

[42] HARMANLI O H, CHENG G Y, NYIRJESY P, et al. Urinary tract infections in women with bacterial vaginosis [J]. Obstet Gynecol, 2000, 95(5): 710-712.

[43] HILLEBRAND L, HARMANLI O H, WHITEMAN V, et al. Urinary tract infections in pregnant women with bacterial vaginosis [J]. Am J Obstet Gynecol, 2002, 186(5): 916-917.

[44] FREDRICKS D N, FIEDLER T L, MARRAZZO J M. Molecular identification of bacteria associated with bacterial vaginosis [J]. N Engl J Med, 2005, 353(18): 1899-1911.

[45] DONDERS G. Diagnosis and management of bacterial vaginosis and other types of abnormal vaginal bacterial flora: a review [J]. Obstet Gynecol Surv, 2010, 65(7): 462-473.

[46] SUMATI A H, SARITHA N K. Association of urinary tract infection in women with bacterial vaginosis [J]. J Glob Infect Dis, 2009, 1(2): 151-152.

[47] RAZ R, STAMM W E. A controlled trial of intravaginal estriol in postmenopausal women with recurrent urinary tract infections [J]. N Engl J Med, 1993, 329(11): 753-756.

[48] STAPLETON A E, AU-YEUNG M, HOOTON T M, et al. Randomized, placebo-controlled phase 2 trial of a Lactobacillus crispatus probiotic given intravaginally for prevention of recurrent urinary tract infection [J]. Clin Infect Dis, 2011, 52(10): 1212-1217.

[49] GOTTSCHICK C, DENG Z L, VITAL M, et al. The urinary microbiota of men and women and its changes in women during bacterial vaginosis and antibiotic treatment [J]. Microbiome, 2017, 5(1): 99.

［50］DRACH G W, FAIR W R, MEARES E M, et al. Classification of benign diseases associated with prostatic pain: prostatitis or prostatodynia?［J］. J Urol, 1978,120(2): 266.

［51］KRIEGER J N, LEE S W, JEON J, et al. Epidemiology of prostatitis［J］. Int J Antimicrob Agents, 2008,31 Suppl 1(Suppl 1): S85-S90.

［52］MIYAKE M, TATSUMI Y, OHNISHI K, et al. Prostate diseases and microbiome in the prostate, gut, and urine［J］. Prostate Int, 2022,10(2): 96-107.

［53］SHOSKES D A, ALTEMUS J, POLACKWICH A S, et al. The urinary microbiome differs significantly between patients with chronic prostatitis/chronic pelvic pain syndrome and controls as well as between patients with different clinical phenotypes［J］. Urology, 2016,92: 26-32.

［54］SHOSKES D A, WANG H, POLACKWICH A S, et al. Analysis of gut microbiome reveals significant differences between men with chronic prostatitis/chronic pelvic pain syndrome and controls［J］. J Urol, 2016,196(2): 435-441.

［55］NICKEL J C, STEPHENS A, LANDIS J R, et al. Search for microorganisms in men with urologic chronic pelvic pain syndrome: A culture-independent analysis in the mapp research network［J］. J Urol, 2015,194(1): 127-135.

［56］KOGAN M, NABOKA Y, FERZAULI A, et al. Does the microbiota spectrum of prostate secretion affect the clinical status of patients with chronic bacterial prostatitis?［J］. Int J Urol, 2021,28(12): 1254-1259.

［57］IVANOV I B, KUZMIN M D, GRITSENKO V A. Microflora of the seminal fluid of healthy men and men suffering from chronic prostatitis syndrome［J］. Int J Androl, 2009,32(5): 462-467.

［58］IVANOV I B, GRITSENKO V A, KUZMIN M D. Phenotypic differences between coagulase-negative staphylococci isolated from seminal fluid of healthy men and men suffering from chronic prostatitis syndrome［J］. Int J Androl, 2010,33(3): 563-567.

［59］CHOI J B, LEE S J, KANG S R, et al. Analysis of bacterial community using pyrosequencing in semen from patients with chronic pelvic pain syndrome: a pilot study［J］. Transl Androl Urol, 2020,9(2): 398-404.

［60］HUMPHREY P A, MOCH H, CUBILLA A L, et al. The 2016 classification of tumours of the urinary system and male genital organs-part B: Prostate and bladder tumours［J］. Eur Urol, 2016,70(1): 106-119.

［61］EPSTEIN J I, EGEVAD L, AMIN M B, et al. The 2014 international society of urological pathology (ISUP) consensus conference on gleason grading of prostatic carcinoma: Definition of grading patterns and proposal for a new grading system[J]. Am J Surg Pathol, 2016,40(2): 244-252.

[62] SANDHU S, MOORE C M, CHIONG E, et al. Prostate cancer[J]. Lancet, 2021, 398(10305): 1075-1090.

[63] BRAY F, FERLAY J, SOERJOMATARAM I, et al. Global cancer statistics 2018: GLOBOCAN estimates of incidence and mortality worldwide for 36 cancers in 185 countries[J]. CA Cancer J Clin, 2018,68(6): 394-424.

[64] CULP M B, SOERJOMATARAM I, EFSTATHIOU J A, et al. Recent global patterns in prostate cancer incidence and mortality rates[J]. Eur Urol, 2020,77(1): 38-52.

[65] LIU X, YU C, BI Y, et al. Trends and age-period-cohort effect on incidence and mortality of prostate cancer from 1990 to 2017 in China[J]. Public Health, 2019,172: 70-80.

[66] BRUCKHEIMER E M, KYPRIANOU N. Apoptosis in prostate carcinogenesis. A growth regulator and a therapeutic target[J]. Cell Tissue Res, 2000,301(1): 153-162.

[67] BHANDARI V, HOEY C, LIU L Y, et al. Molecular landmarks of tumor hypoxia across cancer types[J]. Nat Genet, 2019,51(2): 308-318.

[68] KUMARASWAMY A, WELKER L K, WESTBROOK T C, et al. Recent advances in epigenetic biomarkers and epigenetic targeting in prostate cancer[J]. Eur Urol, 2021,80(1): 71-81.

[69] HURST R, MEADER E, GIHAWI A, et al. Microbiomes of urine and the prostate are linked to human prostate cancer risk groups[J]. Eur Urol Oncol, 2022,5(4): 412-419.

[70] BUTEL R, BALL R. The distribution of BCG prostatitis: A clue for pathogenetic processes?[J]. Prostate, 2018,78(15): 1134-1139.

[71] SFANOS K S, YEGNASUBRAMANIAN S, NELSON W G, et al. The inflammatory microenvironment and microbiome in prostate cancer development[J]. Nat Rev Urol, 2018,15(1): 11-24.

[72] SHRESTHA E, WHITE J R, YU S H, et al. Profiling the urinary microbiome in men with positive versus negative biopsies for prostate cancer[J]. J Urol, 2018,199(1): 161-171.

[73] ALANEE S, EL-ZAWAHRY A, DYNDA D, et al. Prospective examination of the changes in the urinary microbiome induced by transrectal biopsy of the prostate using 16S rRNA gene analysis[J]. Prostate Cancer Prostatic Dis, 2019,22(3): 446-452.

[74] 汪绪祥, 王光策. 肾移植手术治疗终末期肾病研究进展 [J]. 国际医药卫生导报, 2019(22): 3674-3678.

[75] 陈大进, 黄洪锋, 陈江华. 2020 年肾移植领域相关研究进展 [J]. 中华医学信息导报, 2021,36(2): 6.

[76] HOLLYER I, ISON M G. The challenge of urinary tract infections in renal transplant recipients [J]. Transpl Infect Dis, 2018,20(2): e12828.

[77] HARIHARAN S, ISRANI A K, DANOVITCH G. Long-term survival after kidney transplantation [J]. N Engl J Med, 2021,385(8): 729-743.

[78] 解俊杰, 柏宏伟, 李钢, 等. 肾移植术后移植肾结石微创手术诊治单中心经验 [J]. 中华移植杂志 (电子版), 2020,14(6): 383-386.

[79] VANRENTERGHEM Y, PONTICELLI C, MORALES J M, et al. Prevalence and management of anemia in renal transplant recipients: a European survey [J]. Am J Transplant, 2003,3(7): 835-845.

[80] RANI A, RANJAN R, MCGEE H S, et al. Urinary microbiome of kidney transplant patients reveals dysbiosis with potential for antibiotic resistance [J]. Transl Res, 2017,181: 59-70.

[81] FRICKE W F, MADDOX C, SONG Y, et al. Human microbiota characterization in the course of renal transplantation [J]. Am J Transplant, 2014,14(2): 416-427.

[82] WU J F, MUTHUSAMY A, AL-GHALITH G A, et al. Urinary microbiome associated with chronic allograft dysfunction in kidney transplant recipients [J]. Clin Transplant, 2018,32(12): e13436.

[83] MODENA B D, MILAM R, HARRISON F, et al. Changes in urinary microbiome populations correlate in kidney transplants with interstitial fibrosis and tubular atrophy documented in early surveillance biopsies [J]. Am J Transplant, 2017,17(3): 712-723.

[84] PESCE F, MARTINO M, FIORENTINO M, et al. Recurrent urinary tract infections in kidney transplant recipients during the first-year influence long-term graft function: a single-center retrospective cohort study [J]. J Nephrol, 2019,32(4): 661-668.

[85] 尤黎明. 内科护理学 [M]. 北京: 人民卫生出版社, 2017.

[86] 吴阶平. 吴阶平泌尿外科学 [M]. 济南: 山东科学技术出版社, 2005.

[87] MEDINA M, CASTILLO-PINO E. An introduction to the epidemiology and burden of urinary tract infections [J]. Therapeutic Advances in Urology, 2019,11: 1080684815.

[88] TANDOGDU Z, WAGENLEHNER F M. Global epidemiology of urinary tract infections [J]. Curr Opin Infect Dis, 2016,29(1): 73-79.

［89］ BONKAT G, CAI T, VEERATTERAPILLAY R, et al. Management of Urosepsis in 2018［J］. Eur Urol Focus, 2019,5(1): 5-9.

［90］ MAGILL S S, EDWARDS J R, BAMBERG W, et al. Multistate point-prevalence survey of health care-associated infections［J］. N Engl J Med, 2014,370(13): 1198-1208.

［91］ SAMMON J D, SHARMA P, RAHBAR H, et al. Predictors of admission in patients presenting to the emergency department with urinary tract infection［J］. World Journal of Urology, 2014,32(3): 813-819.

［92］ AL-BADR A, AL-SHAIKH G. Recurrent urinary tract infections management in women: A review［J］. Sultan Qaboos Univ Med J, 2013,13(3): 359-367.

［93］ MCLELLAN L K, HUNSTAD D A. Urinary tract infection: Pathogenesis and outlook［J］. Trends Mol Med, 2016,22(11): 946-957.

［94］ FLORES-MIRELES A L, WALKER J N, CAPARON M, et al. Urinary tract infections: epidemiology, mechanisms of infection and treatment options［J］. Nature Reviews Microbiology, 2015,13(5): 269-284.

［95］ ZARE M, VEHRESCHILD M J G T, WAGENLEHNER F. Management of uncomplicated recurrent urinary tract infections［J］. BJU International, 2022,129(6): 668-678.

［96］ MAGRUDER M, SHOLI A N, GONG C, et al. Gut uropathogen abundance is a risk factor for development of bacteriuria and urinary tract infection［J］. Nat Commun, 2019,10(1): 5521.

［97］ MAGRUDER M, EDUSEI E, ZHANG L, et al. Gut commensal microbiota and decreased risk for Enterobacteriaceae bacteriuria and urinary tract infection［J］. Gut Microbes, 2020,12(1): 1805281.

［98］ PAALANNE N, HUSSO A, SALO J, et al. Intestinal microbiome as a risk factor for urinary tract infections in children［J］. Eur J Clin Microbiol Infect Dis, 2018,37(10): 1881-1891.

［99］ WANG T, KRAFT C S, WOODWORTH M H, et al. Fecal microbiota transplant for refractory clostridium difficile infection interrupts 25-year history of recurrent urinary tract infections［J］. Open Forum Infect Dis, 2018,5(2): y16.

［100］ FOXMAN B. Urinary tract infection syndromes［J］. Infectious Disease Clinics of North America, 2014,28(1): 1-13.

［101］ LEWIS A L, GILBERT N M. Roles of the vagina and the vaginal microbiota in urinary tract infection: evidence from clinical correlations and experimental models［J］. GMS infectious diseases, 2020,8: c2.

［102］WINTER S E, WINTER M G, XAVIER M N, et al. Host-derived nitrate boosts growth of E.coli in the inflamed gut［J］. Science, 2013,339(6120): 708-711.

［103］KOVES B, CAI T, VEERATTERAPILLAY R, et al. Benefits and harms of treatment of asymptomatic bacteriuria: A systematic review and meta-analysis by the European association of urology urological infection guidelines panel［J］. Eur Urol, 2017,72(6): 865-868.

［104］MAYER B T, SRINIVASAN S, FIEDLER T L, et al. Rapid and profound shifts in the vaginal microbiota following antibiotic treatment for bacterial vaginosis［J］. J Infect Dis, 2015,212(5): 793-802.

［105］MEŠTROVIĆ T, MATIJAŠIĆ M, PERIĆ M, et al. The role of gut, vaginal, and urinary microbiome in urinary tract infections: From bench to bedside［J］. Diagnostics, 2021,11(1): 7.

［106］PEREZ-CARRASCO V, SORIANO-LERMA A, SORIANO M, et al. Urinary microbiome: Yin and Yang of the urinary tract［J］. Frontiers in Cellular and Infection Microbiology, 2021,11.

［107］WOLFE A J, TOH E, SHIBATA N, et al. Evidence of uncultivated bacteria in the adult female bladder［J］. Journal of Clinical Microbiology, 2012,50(4): 1376-1383.

［108］FOUTS D E, PIEPER R, SZPAKOWSKI S, et al. Integrated next-generation sequencing of 16S rDNA and metaproteomics differentiate the healthy urine microbiome from asymptomatic bacteriuria in neuropathic bladder associated with spinal cord injury［J］. J Transl Med, 2012,10: 174.

［109］VAUGHAN M H, MAO J, KARSTENS L A, et al. The urinary microbiome in postmenopausal women with recurrent urinary tract infections［J］. Journal of Urology, 2021,206(5): 1222-1231.

［110］MIRMONSEF P, MODUR S, BURGAD D, et al. Exploratory comparison of vaginal glycogen and Lactobacillus levels in premenopausal and postmenopausal women［J］. Menopause, 2015,22(7): 702-709.

［111］BURNETT L A, HOCHSTEDLER B R, WELDON K, et al. Recurrent urinary tract infection: Association of clinical profiles with urobiome composition in women［J］. Neurourology and Urodynamics, 2021,40(6): 1479-1489.

［112］LAI H, CHANG S, LIN H, et al. Association between urine pH and common uropathogens in children with urinary tract infections［J］. Journal of Microbiology, Immunology and Infection, 2021,54(2): 290-298.

[113] KINNEMAN L, ZHU W, WONG W S W, et al. Assessment of the urinary microbiome in children younger than 48 months[J]. Pediatric Infectious Disease Journal, 2020,39(7): 565-570.

[114] DOYEV R, BEN-SHALOM E, MEGGED O. The predictive utility of prior positive urine culture in children with recurrent urinary tract infections[J]. Eur J Pediatr, 2020,179(3): 415-421.

[115] HOOTON T M. Clinical practice. Uncomplicated urinary tract infection[J]. N Engl J Med, 2012,366(11): 1028-1037.

[116] ABRAMS P, CARDOZO L, FALL M, et al. The standardisation of terminology of lower urinary tract function: Report from the standardisation sub-committee of the international continence society[J]. Neurourol Urodyn, 2002,21(2): 167-178.

[117] IRWIN D E, KOPP Z S, AGATEP B, et al. Worldwide prevalence estimates of lower urinary tract symptoms, overactive bladder, urinary incontinence and bladder outlet obstruction[J]. BJU Int, 2011,108(7): 1132-1138.

[118] 许克新,王驭良,胡浩,等. 中国地区膀胱过度活动症流行病学调查:第十七届全国泌尿外科学术会议论文汇编 [C], 2010.

[119] LERON E, WEINTRAUB A Y, MASTROLIA S A, et al. Overactive bladder syndrome: Evaluation and management[J]. Curr Urol, 2018,11(3): 117-125.

[120] PEYRONNET B, MIRONSKA E, CHAPPLE C, et al. A comprehensive review of overactive bladder pathophysiology: On the way to tailored treatment[J]. Eur Urol, 2019,75(6): 988-1000.

[121] OKAMOTO T, HATAKEYAMA S, IMAI A, et al. Altered gut microbiome associated with overactive bladder and daily urinary urgency[J]. World J Urol, 2021,39(3): 847-853.

[122] THOMAS-WHITE K J, HILT E E, FOK C, et al. Incontinence medication response relates to the female urinary microbiota[J]. Int Urogynecol, 2016,27(5): 723-733.

[123] KILIS-PSTRUSINSKA K, ROGOWSKI A, BIENKOWSKI P. Bacterial colonization as a possible source of overactive bladder symptoms in pediatric patients: A literature review[J]. J Clin Med, 2021,10(8): 1645.

[124] ANTUNES-LOPES T, VALE L, COELHO A M, et al. The role of urinary microbiota in lower urinary tract dysfunction: A systematic review[J]. Eur Urol Focus, 2020,6(2): 361-369.

[125] CURTISS N, BALACHANDRAN A, KRSKA L, et al. A case controlled study exam-

ining the bladder microbiome in women with Overactive Bladder (OAB) and healthy controls[J]. Eur J Obstet Gynecol Reprod Biol, 2017,214: 31-35.

[126] GORBACHINSKY I, SHERERTZ R, RUSSELL G, et al. Altered perineal microbiome is associated with vulvovaginitis and urinary tract infection in preadolescent girls[J]. Ther Adv Urol, 2014,6(6): 224-229.

[127] LI K, CHEN C, ZENG J, et al. Interplay between bladder microbiota and overactive bladder symptom severity: a cross-sectional study[J]. BMC Urol, 2022,22(1): 39.

[128] HILT E E, MCKINLEY K, PEARCE M M, et al. Urine is not sterile: use of enhanced urine culture techniques to detect resident bacterial flora in the adult female bladder[J]. J Clin Microbiol, 2014,52(3): 871-876.

[129] SIDDIQUI H, LAGESEN K, NEDERBRAGT A J, et al. Pathogens in urine from a female patient with overactive bladder syndrome detected by culture-independent high throughput sequencing: A case report[J]. Open Microbiol J, 2014,8: 148-153.

[130] PRASAD S M, DECASTRO G J, STEINBERG G D. Urothelial carcinoma of the bladder: definition, treatment and future efforts[J]. Nat Rev Urol, 2011,8(11): 631-642.

[131] SUNG H, FERLAY J, SIEGEL R L, et al. Global cancer statistics 2020: Globocan estimates of incidence and mortality worldwide for 36 cancers in 185 countries[J]. CA Cancer J Clin, 2021,71(3): 209-249.

[132] BURGER M, CATTO J W, DALBAGNI G, et al. Epidemiology and risk factors of urothelial bladder cancer[J]. Eur Urol, 2013,63(2): 234-241.

[133] KIRALY O, GONG G, OLIPITZ W, et al. Inflammation-induced cell proliferation poten-tiates DNA damage-induced mutations in vivo[J]. PLoS Genet, 2015,11(2): e1004901.

[134] FRIEDRICH V, CHOI H W. The urinary microbiome: Role in bladder cancer and treatment[J]. Diagnostics, 2022,12(9): 2068.

[135] GARRETT W S. Cancer and the microbiota[J]. Science, 2015,348(6230): 80-86.

[136] ROY S, TRINCHIERI G. Microbiota: a key orchestrator of cancer therapy[J]. Nat Rev Cancer, 2017,17(5): 271-285.

[137] HE C, LI B, HUANG L, et al. Gut microbial composition changes in bladder cancer patients: A case-control study in Harbin, China[J]. Asia Pac J Clin Nutr, 2020,29(2): 395-403.

[138] MARUYAMA T, YAMAMOTO S, QIU J, et al. Apoptosis of bladder cancer by sodium butyrate and cisplatin[J]. J Infect Chemother, 2012,18(3): 288-295.

[139] IRAPORDA C, ERREA A, ROMANIN D E, et al. Lactate and short chain fatty acids produced by microbial fermentation downregulate proinflammatory responses in intestinal epithelial cells and myeloid cells[J]. Immunobiology, 2015,220(10): 1161-1169.

[140] OHASHI Y, NAKAI S, TSUKAMOTO T, et al. Habitual intake of lactic acid bacteria and risk reduction of bladder cancer[J]. Urol Int, 2002,68(4): 273-280.

[141] LUND H L, THELLE D S, RØNNINGEN K S, et al. Low level of antibodies to the oral bacterium Tannerella forsythia predicts bladder cancers and Treponema denticola predicts colon and bladder cancers: A prospective cohort study[J]. PLoS One, 2022,17(8): e272148.

[142] MOSTAFA M H, SHEWEITA S A, O'CONNOR P J. Relationship between schistosomiasis and bladder cancer[J]. Clin Microbiol Rev, 1999,12(1): 97-111.

[143] ADEBAYO A S, SURYAVANSHI M V, BHUTE S, et al. The microbiome in urogenital schistosomiasis and induced bladder pathologies[J]. PLoS Negl Trop Dis, 2017,11(8): e5826.

[144] FUJIWARA N, PORCELLI S A, NAKA T, et al. Bacterial sphingophospholipids containing non-hydroxy fatty acid activate murine macrophages via Toll-like receptor 4 and stimulate bacterial clearance[J]. Biochim Biophys Acta, 2013,1831(6): 1177-1184.

[145] ALFANO M, CANDUCCI F, NEBULONI M, et al. The interplay of extracellular matrix and microbiome in urothelial bladder cancer[J]. Nat Rev Urol, 2016,13(2): 77-90.

[146] HUSSEIN A A, ELSAYED A S, DURRANI M, et al. Investigating the association between the urinary microbiome and bladder cancer: An exploratory study[J]. Urol Oncol, 2021,39(6): 370-379.

[147] BI H, TIAN Y, SONG C, et al. Urinary microbiota - a potential biomarker and therapeutic target for bladder cancer[J]. J Med Microbiol, 2019,68(10): 1471-1478.

[148] BUČEVIĆ P V, ŠITUM M, CHOW C T, et al. The urinary microbiome associated with bladder cancer[J]. Sci Rep, 2018,8(1): 12157.

[149] WU P, ZHANG G, ZHAO J, et al. Profiling the urinary microbiota in male patients with bladder cancer in China[J]. Front Cell Infect Microbiol, 2018,8: 167.

[150] LIU F, LIU A, LU X, et al. Dysbiosis signatures of the microbial profile in tissue from bladder cancer[J]. Cancer Med, 2019,8(16): 6904-6914.

[151] DIJKSHOORN L, NEMEC A, SEIFERT H. An increasing threat in hospitals:

multidrug-resistant Acinetobacter baumannii[J]. Nat Rev Microbiol, 2007,5(12): 939-951.

[152] ZITVOGEL L, DAILLÈRE R, ROBERTI M P, et al. Anticancer effects of the microbiome and its products[J]. Nat Rev Microbiol, 2017,15(8): 465-478.

[153] NAITO S, KOGA H, YAMAGUCHI A, et al. Prevention of recurrence with epirubicin and lactobacillus casei after transurethral resection of bladder cancer[J]. J Urol, 2008,179(2): 485-490.

[154] FAHMY N, LAZO-LANGNER A, IANSAVICHENE A E, et al. Effect of anticoagulants and antiplatelet agents on the efficacy of intravesical BCG treatment of bladder cancer: A systematic review[J]. Can Urol Assoc J, 2013,7(11-12): E740-E749.

[155] ORESTA B, BRAGA D, LAZZERI M, et al. The microbiome of catheter collected urine in males with bladder cancer according to disease stage[J]. J Urol, 2021,205(1): 86-93.

[156] ZENG J, ZHANG G, CHEN C, et al. Alterations in urobiome in patients with bladder cancer and implications for clinical outcome: A single-institution study[J]. Front Cell Infect Microbiol, 2020,10: 555508.

[157] PEDERZOLI F, FERRARESE R, AMATO V, et al. Sex-specific alterations in the urinary and tissue microbiome in therapy-naïve urothelial bladder cancer patients[J]. Eur Urol Oncol, 2020,3(6): 784-788.

[158] BILSKI K, DOBRUCH J, KOZIKOWSKI M, et al. Urobiome in gender-related diversities of bladder cancer[J]. Int J Mol Sci, 2020,21(12).

[159] XU W, YANG L, LEE P, et al. Mini-review: perspective of the microbiome in the pathogenesis of urothelial carcinoma[J]. Am J Clin Exp Urol, 2014,2(1): 57-61.

[160] 刘新军. 泌尿外科专科诊治精要 [M].2 版. 长春 : 吉林科学技术出版社 , 2019: 186.

[161] 蔡平昌. 现代泌尿外科诊疗实践 [M]. 昆明 : 云南科学技术出版社 , 2020: 685.

[162] CHOI D, HAN J Y, SHIN J H, et al. Downregulation of WNT11 is associated with bladder tissue fibrosis in patients with interstitial cystitis/bladder pain syndrome without Hunner lesion[J]. Sci Rep, 2018,8(1): 9782.

[163] HOMMA Y, AKIYAMA Y, TOMOE H, et al. Clinical guidelines for interstitial cystitis/bladder pain syndrome[J]. Int J Urol, 2020,27(7): 578-589.

[164] HUNNER G L. A rare type of bladder ulcer: Further notes, with a report of eighteen cases[J]. Journal of the American Medical Association, 1918,70(4): 203-212.

[165] RYU J, PAK S, SONG M, et al. Elimination of hunner's ulcers by fulguration in patients

with interstitial cystitis: Is it effective and long lasting?[J]. Korean J Urol, 2013,54(11): 767-771.

[166] HOMMA Y, UEDA T, TOMOE H, et al. Clinical guidelines for interstitial cystitis and hypersensitive bladder syndrome[J]. Int J Urol, 2009,16(7): 597-615.

[167] HOMMA Y, UEDA T, TOMOE H, et al. Clinical guidelines for interstitial cystitis and hypersensitive bladder updated in 2015[J]. Int J Urol, 2016,23(7): 542-549.

[168] LEE M H, CHANG K M, TSAI W C. Morbidity rate and medical utilization in interstitial cystitis/painful bladder syndrome[J]. Int Urogynecol J, 2018,29(7): 1045-1050.

[169] SHORTER B, LESSER M, MOLDWIN R M, et al. Effect of comestibles on symptoms of interstitial cystitis[J]. J Urol, 2007,178(1): 145-152.

[170] BRAUNDMEIER-FLEMING A, RUSSELL N T, YANG W, et al. Stool-based biomarkers of interstitial cystitis/bladder pain syndrome[J]. Sci Rep, 2016,6: 26083.

[171] MERIWETHER K V, LEI Z, SINGH R, et al. The vaginal and urinary microbiomes in premenopausal women with interstitial cystitis/bladder pain syndrome as compared to unaffected controls: A pilot cross-sectional study[J]. Front Cell Infect Microbiol, 2019,9: 92.

[172] XU H, TAMRAT N E, GAO J, et al. Combined signature of the urinary microbiome and metabolome in patients with interstitial cystitis[J]. Front Cell Infect Microbiol, 2021,11: 711746.

[173] SIDDIQUI H, LAGESEN K, NEDERBRAGT A J, et al. Alterations of microbiota in urine from women with interstitial cystitis[J]. BMC Microbiol, 2012,12: 205.

[174] NICKEL J C, STEPHENS A, LANDIS J R, et al. Assessment of the lower urinary tract microbiota during symptom flare in women with urologic chronic pelvic pain syndrome: A mapp network study[J]. J Urol, 2016,195(2): 356-362.

[175] NICKEL J C, EHRLICH G D, KROL J E, et al. The bacterial microbiota of Hunner lesion interstitial cystitis/bladder pain syndrome[J]. BJU Int, 2022,129(1): 104-112.

[176] M J K, K P T, KRYSTAL T, et al. Cultivable bacteria in urine of women with interstitial cystitis: (not) what we expected[J]. Female pelvic medicine & reconstructive surgery, 2020.

[177] JOYCE C, HALVERSON T, GONZALEZ C, et al. The urobiomes of adult women with various lower urinary tract symptoms status differ: A re-analysis[J]. Front Cell Infect Microbiol, 2022,12: 860408.

［178］ BRESLER L, PRICE T K, HILT E E, et al. Female lower urinary tract microbiota do not associate with IC/PBS symptoms: a case-controlled study［J］. Int Urogynecol J, 2019,30(11): 1835-1842.

［179］ NEUHAUS J, GONSIOR A, BERNDT-PAETZ M. Special issue biomarkers in interstitial cystitis/bladder pain syndrome (IC/BPS)［Z］. MDPI, 2022: 12, 1689.

［180］ ABERNETHY M G, ROSENFELD A, WHITE J R, et al. Urinary microbiome and cytokine levels in women with interstitial cystitis［J］. Obstet Gynecol, 2017,129(3): 500-506.

第四章
泌尿道微生态与非泌尿道疾病的关系

第一节　糖尿病

一、发病概况

（一）定义

糖尿病（diabetes mellitus，DM）是一组由多病因引起的以慢性高血糖为特征的代谢性疾病，是由于胰岛素分泌和/或作用缺陷所引起。患病过程中，因长期碳水化合物以及脂肪、蛋白质代谢紊乱可引起多系统损害，导致眼、肾、神经、心脏、血管等组织器官慢性进行性病变、功能减退及衰竭。当病情严重或应激时可发生急性严重代谢紊乱，如糖尿病酮症酸中毒、高渗高血糖综合征等并发症。

（二）分型

糖尿病的分型是依据对糖尿病的临床表现、病理生理及病因的认识而建立的综合分型。它随着对糖尿病本质认识的深入而逐步丰富。

1. 1型糖尿病（type 1 diabetes mellitus，T1DM）　胰岛β细胞被破坏，常导致胰岛素绝对缺乏。

（1）免疫介导性（1A）急性型或缓发型。

（2）特发性（1B）无自身免疫证据。

2. 2 型糖尿病（type 2 diabetes mellitus，T2DM） 从以胰岛素抵抗为主伴胰岛素进行性分泌不足至以胰岛素进行性分泌不足为主伴胰岛素抵抗。

3. 其他特殊类型糖尿病 是在不同水平上（从环境因素到遗传因素或两者间的相互作用）病因学相对明确的一些高血糖状态。

（1）胰岛 β 细胞功能的基因缺陷：青年人中的成年发病型糖尿病、线粒体基因突变糖尿病、其他。

（2）胰岛素作用的基因缺陷：A 型胰岛素抵抗、妖精貌综合征、Rabson-Mendenhall 综合征、脂肪萎缩型综合征等。

（3）胰腺外分泌疾病：胰腺炎、创伤、胰腺切除术、胰腺肿瘤、胰腺囊性纤维化、血色病、纤维结石性胰腺病等。

（4）内分泌疾病：肢端肥大症、库欣综合征、胰高血糖素瘤、嗜铬细胞瘤、甲状腺功能亢进症、生长抑制瘤和醛固酮瘤等。

（5）药物或化学品所致的糖尿病：如糖皮质激素、甲状腺激素和二氮嗪等。

（6）感染：先天性风疹和巨细胞病毒感染等。

（7）不常见的免疫介导性糖尿病：僵人综合征和抗胰岛素受体抗体等。

（8）其他与糖尿病相关的遗传综合征：Down 综合征、Klinefelter 综合征和 Turner 综合征等。

4. 妊娠糖尿病（gestational diabetes mellitus，GDM） 指妊娠期间发生的不同程度的糖代谢异常。不包括孕前已确诊或已患糖尿病的孕妇，后者称为糖尿病合并妊娠。

（三）流行病学概况

据 WHO 报道，糖尿病患者人数已从 1980 年的 1.08 亿上升至

2021 年的 5.37 亿。糖尿病是失明、肾衰竭、心脏病发作、中风和下肢截肢的主要病因。2000 年至 2016 年间,因糖尿病导致的过早死亡增加了 5%。2019 年,估计糖尿病直接造成 150 万人死亡。2012 年有 220 万人的死亡可归咎于高血糖。它已被列入该年度第 9 位死因及全球伤残调整寿命年(disability-adjusted life years,DALYs)第 8 位病因。

二、病因学

（一）1 型糖尿病与微生态

1 型糖尿病是由不同程度的遗传易感性与环境因素之间复杂的相互作用引起的。肠道微生态是近二十年来备受关注的环境因素,它主要包括异常的肠道微生物群、“泄漏”的肠黏膜的黏膜屏障和肠道免疫应答异常。首先,胃肠道微生态学的研究已经明确了与 1 型糖尿病相关的特定微生物(定量或定性)。其次,研究发现 1 型糖尿病的动物模型及患有该疾病或患病风险增加的人群中可观察到其肠道通透性的增加。最后,研究表明肠黏膜免疫系统的改变与该疾病的发生有关,并且可能是导致患者无法形成耐受性的主要原因,从而最终导致 1 型糖尿病患者产生自身免疫应答反应。

（二）2 型糖尿病与微生态

2 型糖尿病是一种代谢紊乱性高发疾病,其特征是高血糖、高血脂及高血压。遗传基因、高脂肪和高能量饮食习惯,以及久坐不动的生活方式是导致 2 型糖尿病的主要风险因素。研究表明,肠道微生物群紊乱是 2 型糖尿病胰岛素抵抗快速发展的重要因素,约 90% 糖尿病患者发生了肠道微生态紊乱现象。肠道微生物群失调可能会重塑肠道屏障功能及宿主代谢与信号通路,它们将直接或间接影响胰岛素抵抗。肠道微生物中数以千计的代谢物与上皮细胞、肝细胞和心肌细胞相互作用从而调节宿主的受体与反应。影响肠道微生态结构的因素包括膳食成分、抗生素和非甾体抗炎药等外源性物质。肠道微生物群的任何变化都可影响糖尿病和肥胖症的发生与发展。研究表明，糖尿病患者 *Clostridia*、*Faecalibacterium prausnitzii* 与 *Roseburia* 相对丰度较健康对照组减少，而 *Betaproteobacteria* 与乳杆菌（*Lactobacillus*）却呈增加趋势。而且，*Betaproteobacteria* 相对丰度与患者空腹血糖（fasting blood glucose，FBG）呈正相关。Qin 等的研究表明，2 型糖尿病患者肠道微生态发生了中等程度紊乱，主要体现为产丁酸的益生菌相对丰度下降，而条件致病菌相对丰度却升高。与健康人相比，2 型糖尿病患者皮肤微生态群落中葡萄球菌（*Staphylococcus*）相对丰度下降，而金黄色葡萄球菌（*Staphylococcus aureus*）却上升。同时，微生态多样性指数升高。

不仅肠道微生态紊乱与 2 型糖尿病的发生有关，口腔微生态的研究也显示，糖尿病患者口腔的具核梭杆菌（*Fusobacterium nucleatum*）与 *Tannerella forsythia* 较健康人更加丰富。

三、糖尿病患者泌尿道微生态特征

糖尿病的发生不仅会使患者尿糖升高，同时其常见并发症如尿路感染、肾功能损伤、高血压等均会导致尿液成分的改变，如尿液白细胞酯酶、亚硝酸盐和尿蛋白升高等，这些因素将影响尿液细菌的生存环境，从而有可能导致尿液微生态结构紊乱的发生。

鉴于上述原因，本课题组于近年对 2 型糖尿病的患者中段尿标本的尿液微生态特征开展了研究。研究表明，患者尿液的多样性指数如香农指数和辛普森指数均低于健康组，同时其丰富度指数 ACE 和 Chao 1 也低于健康组（表 4-1）。从细菌门层次上来看，我们累计发现 38 个细菌门，其中患者组 34 个，健康组 38 个。患者组最大相对丰度排在前 5 位的是 Proteobacteria 占 51.63%、Firmicutes 占 24.31%、Bacteroidetes 占 13.07%、放线菌门（Actinobacteria）占 7.49%、Thermi 占 0.80%。健康组最大相对丰度排在前 5 位的细菌是：Proteobacteria 占 58.01%、Firmicutes 占 22.41%、Bacteroidetes 占 9.33%、放线菌门占 4.76%、Acidobacteria 占 1.31%。患者组的 Chloroflexi、Nitrospirae、Verrucomicrobia 相对丰度明显低于健康组。从细菌属层次来看，健康组检测出 437 个细菌属，而患者组为 443 个细菌属。两组相对丰度最高的细菌属均为普雷沃菌（Prevotella），健康组和患者组相对丰度分别为 12.67% 和 18.76%。但是，健康组排第二和第三位的为 Blautia 和克雷伯菌（Klebsiella），分别占 7.24% 和 7.07%。而患者组排第二和第三位的则为乳杆菌和 Shuttleworthia，分别为 12.15% 和 6.42%（图 4-1，图 4-2）。

表 4-1　健康人和 2 型糖尿病患者尿液微生物群的丰富度和多样性估计的比较

参数	健康组	糖尿病组	P 值
No. of reads	4 621 299	39 811 519	0.16
No. of OTU	2 692	1 708	0.00
操作单元数	5 446	3 869	0.00
Chao 1	2 336	1 500	0.00
香农指数	5.08	4.05	0.03
辛普森指数	0.72	0.67	0.23
Observed species	986	589	0.00
PD whole tree	97	64	0.00

两组共有 33 个细菌在属水平的差异具有统计学意义，值得思考的是患者组乳杆菌明显高于健康组，这提示可能是受疾病影响，机体需要更多的乳杆菌以帮助患者抵御感染性疾病和降低血糖，这一防

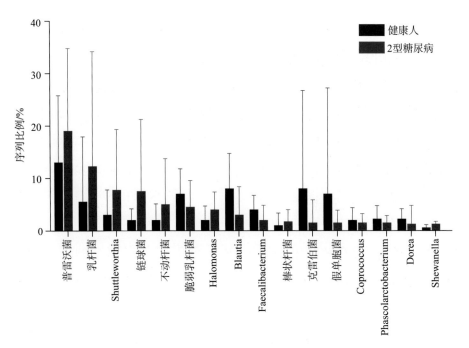

图 4-1　健康人和 2 型糖尿病患者尿液微生态门水平差异分析

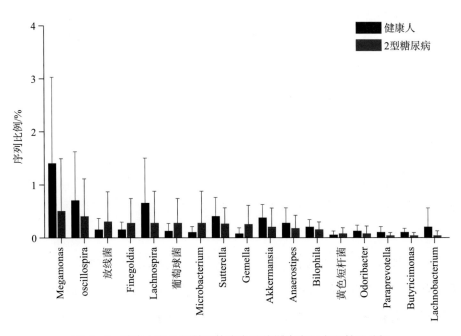

图 4-2　健康人和 2 型糖尿病患者尿液微生态属水平差异分析

御机制使患者乳杆菌相对丰度下降速度不如健康女性那么快。可见,在机体对乳杆菌的需求量增加时,尿液微生态结构会发生调整,以延缓病情恶化。然而,克雷伯菌和假单胞菌(*Pseudomonas*)等通常定义的有害菌却在健康人尿液中的相对丰度高于患者。同时,研究还发现 *Lactobacillus iners* 在尿液白介素-8(interleukin-8, IL-8)检测阳性患者组中的相对丰度高于 IL-8 阴性组。上述结果提示通常人们所定义的益生菌或有害菌在尿液微生态中可能发挥着不同于肠道微生态的作用。当比较不同 BMI 亚组 Akkermansia muciniphila 相对丰度时发现它在 T2DM 肥胖组有下降趋势,因此尿液和肠道的 A. muciniphila 的减少均可被认为是患者体重控制不成功的标志。

美国学者 Penchkofer S 等也对 2 型糖尿病患者自主排出的尿液进行了检测。研究发现,乳杆菌在患者组的检出率和相对丰度均高于健康组,而棒状杆菌的检出率和相对丰度却低于健康组。同时,他们还发现乳杆菌随着患者体重的升高而升高,而棒状杆菌则与体重呈负相关。这一研究同样值得我们深思,即乳杆菌到底在尿液微生态中扮演的是机体自我防御反应还是有害菌的作用? 这将需要进一步的动物实验与大样本临床横断面研究予以论证。

国内学者 Chen J 等也采用中段尿对 2 型糖尿病患者的尿液微生态开展了研究。他们发现,患者尿液微生态的丰富度较健康组下降。同时,伴中等或严重程度下尿路感染症状患者组及高糖化血红蛋白组患者的微生态多样性指数呈下降趋势。通过 LefSe 分析发现,*Escherichia-Shigella*、克雷伯菌、*Aerococcus*、*Delftia*、肠球菌(*Enterococcus*)、*Alistipes*、*Stenotrophomonas*、*Micrococcus*、*Deinococcus* 和 *Rubellimicrobium* 呈上升趋势,而 *Galliola*、*Arcobacter*、*Arcanobacterium*、*Kocuria*、*Murdohiella*、*Solitalea* 和 *Peptoniphilus* 则

呈下降趋势。

从目前已有的三项针对糖尿病患者尿液微生态的研究可见,种族和地域可能会影响研究结果的一致性。因此,研究人员可考虑采用同一标本采集法及测序分析方法来验证是否这些差异是因种族或地域的不同所致。

(冯宁翰　柳丰萍　凌宗欣)

第二节　系统性红斑狼疮

一、发病概况

(一)概述

系统性红斑狼疮(systemic lupus erythematosus,SLE)是一种慢性系统性自身免疫性疾病,患病人群血清具有以抗核抗体为代表的多种自身抗体,通过免疫复合物等途径损害机体。该病病理变化为炎症反应和血管异常,包括"苏木紫小体""洋葱皮样病变""狼疮性肾炎"等特征性改变。病程以病情缓解与急性发作交替为特点,表现为全身症状和/或累及皮肤与黏膜、肌肉关节、肾脏、眼部、心血管、肺与胸膜、神经系统、消化系统、血液系统等多器官系统改变。该病尚不能根治,主要通过糖皮质激素、免疫抑制剂、生物制剂等进行综合治疗。患者长期用药易造成继发感染,近年研究表明继发感染已成为 SLE 患者死亡的首要原因。

(二)分型

系统性红斑狼疮暂无明确分型,临床常用美国风湿病学会

（American college of rheumatology, ACR）1997 年推荐的 SLE 分类标准进行参考。满足 11 项中 ≥ 4 项，排除其他疾病后，可诊断为系统性红斑狼疮。病人根据疾病症状是否发作分为活动期和缓解期。现多采用 SLE 疾病活动度指数（systematic lupus erythematosus disease activity index, SLEDAI）来判断 SLE 活动性。根据病人 10 天内出现的症状评估分数，总分 ≥ 10 分者应考虑 SLE 活动，并通过 SLEDAI 评分对 SLE 患者病情活动程度进行分级。

1. 美国风湿病学会 1997 年推荐的 SLE 分类标准　包括颊部红斑、盘状红斑、光过敏、口腔溃疡、关节炎、浆膜炎、肾脏病变、神经病变、血液学疾病、免疫学异常、抗核抗体。

2. SLE 疾病活动度指数　包括抽搐（8 分）、精神病（8 分）、器质性脑病综合征（8 分）、视觉障碍（8 分）、脑神经病变（8 分）、狼疮性头痛（8 分）、脑血管意外（8 分）、血管炎（8 分）、关节炎（4 分）、肌炎（4 分）、管型（4 分）、血尿（4 分）、蛋白尿（4 分）、脓尿（4 分）、皮疹（2 分）、脱发（2 分）、黏膜溃疡（2 分）、胸膜炎（2 分）、心包炎（2 分）、低补体（2 分）、抗 dsDNA 升高（2 分）。

3. SLEDAI 评分与病情程度关系。

（1）SLEDAI 评分 < 10 分：病情较轻临床稳定，且无明显内脏损害。

（2）SLEDAI 评分在 10 ～ 14 分：中度活动型狼疮；有明显重要脏器累及且需要治疗。

（3）SLEDAI 评分 ≥ 15 分：重型活动型狼疮；已累及重要脏器。

（三）流行病学概况

系统性红斑狼疮受性别、环境、种族等因素影响，流行病学存在较大差异。该病好发于 20 ～ 40 岁的育龄女性。截至 2020 年，全球 SLE 的总体发病率范围为 1.5 ～ 11/100 000，全球患病率范围为 13 ～ 7 713.5/100 000。其中北美居全球首位，SLE 发病率为 23.2/100 000,患病率为 241/100 000。我国在 2009—2010 年进行了人群病例对照研究,结果显示女性占 SLE 发病人数的 91.3%,男性为 8.7%,患病率为 37.6/100 000。某些种族如黑人、亚裔和西班牙裔人群更易患上系统性红斑狼疮,该类人群发病率和死亡率更高。

二、病因学

系统性红斑狼疮发病病因未明,可能与遗传、雌激素和环境有关。数据显示,第一代亲属中患 SLE 的发病率是无 SLE 病人家庭的 8 倍,单卵双胞胎患 SLE 的概率比异卵双胞胎高约 5 ~ 10 倍。除了家族遗传基因,流行病学显示女性群体发病率远高于男性,通过对 SLE 女性患者在不同时期激素水平的相关研究确定了雌激素在 SLE 中的重要作用。外部环境下,易感人群在接受紫外线照射,食用含补骨脂素、联胺基团和 L- 刀豆素类食物时也会诱发 SLE,揭示了环境与 SLE 之间的密切联系。

微生物与人体疾病的发生发展存在密切联系。近年,已有不少学者对系统性红斑狼疮与微生态菌群进行了相关探索,包括肠道微生态、皮肤微生态、口腔微生态等多个领域。研究表明,微生态菌群失调与系统性红斑狼疮的发生有关。

来自 SLE 小鼠模型的粪便微生物组在健康小鼠中有诱导 SLE 样表型的能力,揭示了肠道微生物组和 SLE 发病机制之间的重要关系。总体来说,SLE 患者肠道微生态发生了改变,主要表现在细菌多样性降低,Lactobacillaceae 丰度升高。Tomofuji Y 开展了全肠道病毒体分析,以探究肠道病毒体在自身免疫性疾病中的作用。通过分析 SLE 组与健康组的粪便微生物,发现 CrAss-like phages 和 Podoviridae 在 SLE 患者肠道中显著减少。此外,Corrêa JD 在检测 SLE 患者口腔菌群时也得出了微生物多样性减少的结论。Pessoa L 还探索了牙周龈下菌群对系统性红斑狼疮炎症的相互影响。他们发现牙周病患者的口腔菌群与 SLE 临床表现及炎症反应具有相关性,部分有害细菌会加强 SLE 活动期症状及发生一系列促炎反应。在微生态领域研究的不断扩展下,Huang C 等人对 SLE 与皮肤微生态进行了研究,最后得出 SLE 患者菌群多样性减少,其均匀度及丰富度均降低的结论。值得关注的是,该研究团队进行菌群检测时,发现葡萄球菌 (*Staphylococcus*),特别是金黄色葡萄球菌(*Staphylococcus aureus*)和表皮葡萄球菌(*Staphylococcus epidermidis*)是 SLE 患者皮肤病变的潜在标记物。

三、系统性红斑狼疮患者泌尿道微生态特征

系统性红斑狼疮作为一种复杂的自身免疫性疾病,其病因尚未说明。因此,本课题组近年从系统性红斑狼疮与尿液微生态角度开展了相关研究以扩展疾病理解。

我们招募了 50 名 SLE 患者与 50 名无症状患者进行对照,通过导尿法收集尿液样本并运用 16S rRNA 基因测序和质谱仪分析了膀胱微生物群及非靶向代谢组学的相关内容。结果表明,SLE 组与对照组的尿液菌群物种丰富度差异不显著,但 SLE 组均匀度增加且物种多样性显著升高。在门水平,SLE 组 Bacteroidetes 较丰富,对照组 Firmicutes、变形菌门(Proteobacteria)、Acidobacteria 和放线菌门(Actinobacteria)更丰富。属水平上,共计 7 个属在对照组显著丰富,其中葡萄球菌属最为丰富,其余菌属分别为 *Rothia*、链球菌属(*Streptococcus*)、*Haemophillus*、*Sphingomonas*、加德纳菌属(*Gardnerella*)和假单胞菌属(*Pseudomonas*);5 个属在 SLE 组更丰富,分别是 *Aliistipes*、拟杆菌属(*Bacteroides*)、*Phocaeicola*、*Phascolarctobacterium* 和 *Megamonas*(图 4-3)。

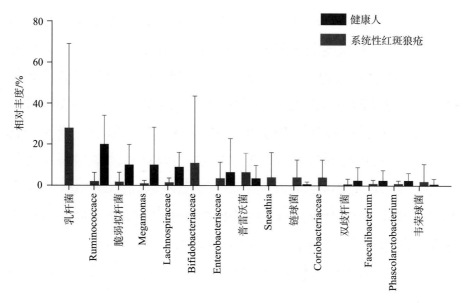

图4-3　健康人和系统性红斑狼疮患者尿液微生态差异分析

此外,我们还依据不同类型对入组人群进行分组,以期深入了解尿液菌群的情况。一方面,我们收集了SLE组的15名患者导尿样本、阴道拭子以及粪便样本,以期对三者的微生态菌群进行比较分析。结果表明,与肠道菌群相比,膀胱菌群与阴道菌群更为相似。值得关注的是,SLE患者膀胱菌群检测到Firmicutes/Bacteroidetes比值显著降低,与既往SLE患者肠道微生态菌群研究结果一致。但膀胱微生态具有独特性,其优势菌群不同于另外两种样本菌属。另一方面,由于狼疮肾炎人群在SLE中占据较大比例且对机体损害较大,于是我们将SLE组患者根据有无罹患狼疮肾炎分为狼疮肾炎和非狼疮肾炎两个亚组。在进行组间比较时,结果显示亚组内膀胱菌群没有统计学差异。但将亚组与对照组比较时,任一亚组与对照组相比均存在显著差异,且狼疮肾炎组的物种多样性显著高于对照组。

除了菌群鉴定外,我们的研究团队还发现膀胱微生态与尿液代谢物及尿液细胞因子之间存在相关性。大多数SLE富集属与绝大部分 SLE 富集代谢物呈正相关。SLE 患者尿液丰度较高的菌属，如拟杆菌属与脂类和脂质分子呈正相关，且与有机杂环化合物奥洛他定（olopatadine）呈正相关。据报道，奥洛他定是一种抗组胺剂，能够抑制慢性炎症的活性作用。因此，我们认为拟杆菌属和膀胱内有机杂环化合物的相互作用可能在抑制 SLE 炎症相关代谢物方面具有潜在作用。SLE 中相对缺乏的菌属如假单胞菌属与白介素 -8（interleukin-8，IL-8）等相对缺乏的细胞因子呈负相关。膀胱微生物组的改变还提示了系统性红斑狼疮疾病的相关概况。如巨单胞菌属和 *Phocaeicola* 与血清补体 C3 呈负相关，链球菌属与 IgG 呈正相关，这可能为 SLE 患者疾病转归具有提示作用。

综上所述，有关系统性红斑狼疮与尿液微生态的研究尚在起步阶段。未来亟需相关学者多维度综合分析 SLE 患者尿菌意义，并与肠道、口腔、皮肤微生态等微生态领域共同丰富 SLE 疾病的系列内容。

（柳丰萍　赵玉　夏强）

参考文献

[1] 葛均波,徐永健.内科学［M］.北京：人民卫生出版社,2016.

[2] World Health Organization. Global Health Estimates: Life expectancy and leading causes of death and disability［EB/OL］. (2022-12-23)［2023-02-23］.https://www.who.int/data/gho/data/themes/mortality-and-global-health-estimates.

[3] GIONGO A, GANO K A, CRABB D B, et al. Toward defining the autoimmune microbiome for type 1 diabetes［J］. ISME J, 2011,5(1): 82-91.

[4] SHARMA S, TRIPATHI P. Gut microbiome and type 2 diabetes: Where we are and where to go?［J］. J Nutr Biochem, 2019,63: 101-108.

［5］ TILG H, MOSCHEN A R. Microbiota and diabetes: An evolving relationship［J］. Gut, 2014,63(9): 1513-1521.

［6］ QIN J, LI Y, CAI Z, et al. A metagenome-wide association study of gut microbiota in type 2 diabetes［J］. Nature, 2012,490(7418): 55-60.

［7］ REDEL H, GAO Z, LI H, et al. Quantitation and composition of cutaneous microbiota in diabetic and nondiabetic men［J］. J Infect Dis, 2013,207(7): 1105-1114.

［8］ KAMARAJ D R, BHUSHAN K S, LAXMAN V K, et al. Detection of odoriferous subgingival and tongue microbiota in diabetic and nondiabetic patients with oral malodor using polymerase chain reaction［J］. Indian J Dent Res, 2011,22(2): 260-265.

［9］ LING Z, LIU F, SHAO L, et al. Dysbiosis of the urinary microbiota associated with urine levels of proinflammatory chemokine interleukin-8 in female type 2 diabetic patients［J］. Front Immunol, 2017,8: 1032.

［10］ PLOVIER H, EVERARD A, DRUART C, et al. A purified membrane protein from Akkermansia muciniphila or the pasteurized bacterium improves metabolism in obese and diabetic mice［J］. Nat Med, 2017,23(1): 107-113.

［11］ PENCKOFER S, LIMEIRA R, JOYCE C, et al. Characteristics of the microbiota in the urine of women with type 2 diabetes［J］. J Diabetes Complications, 2020,34(6): 107561.

［12］ CHEN J, ZHAO J, CAO Y, et al. Relationship between alterations of urinary microbiota and cultured negative lower urinary tract symptoms in female type 2 diabetes patients［J］. BMC Urol, 2019,19(1): 78.

［13］ 陈灏珠, 钟南山, 陆再英, 等. 内科学［M］. 9 版. 北京: 人民卫生出版社, 2018.

［14］ ILLESCAS-MONTES R, CORONA-CASTRO C C, MELGUIZO-RODRÍGUEZ L, et al. Infectious processes and systemic lupus erythematosus［J］. Immunology, 2019,158(3): 153-160.

［15］ 王秀娇, 左晓霞, 谢晓韵, 等. 系统性红斑狼疮住院患者合并严重感染的危险因素［J］. 中南大学学报 (医学版), 2021,46(07): 704-710.

［16］ 林果为, 王吉耀, 葛均波. 实用内科学［M］. 15 版. 北京: 人民卫生出版社, 2017.

［17］ ANSTEY N M, BASTIAN I, DUNCKLEY H, et al. Systemic lupus erythematosus in Australian aborigines: high prevalence, morbidity and mortality［J］. Aust N Z J Med, 1993,23(6): 646-651.

［18］ MAGRO R, BORG A A. Characterisation of patients with systemic lupus erythematosus in malta: A population based cohort cross-sectional study[J]. Biomed Res Int, 2018,2018: 2385386.

[19] GRENNAN D M, BOSSINGHAM D. Systemic lupus erythematosus (SLE): different prevalences in different populations of Australian aboriginals[J]. Aust N Z J Med, 1995,25(2): 182-183.

[20] YEN E Y, SHAHEEN M, WOO J, et al. 46-year trends in systemic lupus erythematosus mortality in the united states, 1968 to 2013: A nationwide population-based study[J]. Ann Intern Med, 2017,167(11): 777-785.

[21] ZOU Y F, FENG C C, ZHU J M, et al. Prevalence of systemic lupus erythematosus and risk factors in rural areas of Anhui Province[J]. Rheumatol Int, 2014,34(3): 347-356.

[22] IZMIRLY P M, WAN I, SAHL S, et al. The incidence and prevalence of systemic lupus erythematosus in New York county (manhattan), New York: The Manhattan lupus surveillance program[J]. Arthritis Rheumatol, 2017,69(10): 2006-2017.

[23] MA Y, XU X, LI M, et al. Gut microbiota promote the inflammatory response in the pathogenesis of systemic lupus erythematosus[J]. Mol Med, 2019,25(1): 35.

[24] AZZOUZ D, OMARBEKOVA A, HEGUY A, et al. Lupus nephritis is linked to disease-activity associated expansions and immunity to a gut commensal[J]. Ann Rheum Dis, 2019,78(7): 947-956.

[25] LIU F, REN T, LI X, et al. Distinct microbiomes of gut and saliva in patients with systemic lupus erythematous and clinical associations[J]. Front Immunol, 2021,12: 626217.

[26] TOMOFUJI Y, KISHIKAWA T, MAEDA Y, et al. Whole gut virome analysis of 476 Japanese revealed a link between phage and autoimmune disease[J]. Ann Rheum Dis, 2022,81(2): 278-288.

[27] CORRÊA J D, CALDERARO D C, FERREIRA G A, et al. Subgingival microbiota dysbiosis in systemic lupus erythematosus: association with periodontal status[J]. Microbiome, 2017,5(1): 34.

[28] PESSOA L, ALETI G, CHOUDHURY S, et al. Host-microbial interactions in systemic lupus erythematosus and periodontitis[J]. Front Immunol, 2019,10: 2602.

[29] HUANG C, YI X, LONG H, et al. Disordered cutaneous microbiota in systemic lupus erythematosus[J]. J Autoimmun, 2020,108: 102391.

[30] LIU F, Du J, ZHAI Q, et al. The bladder microbiome, metabolome, cytokines, and phenotypes in patients with systemic lupus erythematosus[J]. Microbiol Spectr, 2022: e21222.

［31］RODRÍGUEZ-CARRIO J, LÓPEZ P, SÁNCHEZ B, et al. Intestinal dysbiosis is associated with altered short-chain fatty acids and serum-free fatty acids in systemic lupus erythematosus［J］. Front Immunol, 2017,8: 23.

［32］TAMURA T, MATSUBARA M, TAKADA C, et al. Effects of olopatadine hydrochloride, an antihistamine drug, on skin inflammation induced by repeated topical application of oxazolone in mice［J］. Br J Dermatol, 2004,151(6): 1133-1142.

第一节　前列腺癌患者的肠道微生态

一、发病概况

（一）概述

前列腺癌是指发生在前列腺的上皮性恶性肿瘤。2004 年 WHO 《泌尿系统及男性生殖器官肿瘤病理学和遗传学》中前列腺癌病理类型包括腺癌、导管腺癌、尿路上皮癌、鳞状细胞癌、腺鳞癌。其中前列腺腺癌占 95% 以上，因此，通常我们所说的前列腺癌就是指前列腺腺癌。早期前列腺癌常无症状，肿瘤增大时压迫邻近器官和组织，出现相应症状和体征，最主要的临床症状为尿路症状，如尿流缓慢、尿频、尿急、尿流中断、排尿不尽和排尿困难等。这些症状无特异性，和良性前列腺增生症状相同。前列腺癌可侵及膀胱、精囊、血管神经束，引起血尿、血精、阳痿。盆腔淋巴结转移可引起双下肢水肿。前列腺癌常易发生骨转移，引起骨痛或病理性骨折、截瘫。前列腺癌也可侵及骨髓引起贫血或全血象减少。前列腺癌治疗方式主要包括根治性前列腺切除术、放射治疗和内分泌治疗，部分患者选择主动监测。放射治疗从照射方式上包括外照射和近距离治疗，从治疗目的上包括根治性放疗、术后放疗、寡转移放疗和姑息放疗。

（二）分型

1. 在临床上前列腺癌分为四种类型。

（1）潜伏型前列腺癌：患者通常在生前无症状，化验检查也无异常，患者因其他疾病死亡以后进行尸体解剖时做病理切片，最后证实为前列腺癌。

（2）隐匿型前列腺癌：由于患者有转移性症状，经过进一步系统检查，最后发现前列腺癌是原发病灶。

（3）偶发型前列腺癌：患者通常以良性疾病就诊，如前列腺增生。在医院经过手术治疗以后，切除下的标本进行病理检查时发现里面有癌细胞，最后确诊为前列腺癌。

（4）临床局限性前列腺癌：在临床占大多数，患者有临床症状，或在体检时发现前列腺指标升高，或肛门指诊发现前列腺有结节，或CT、磁共振、B超发现前列腺有可疑结节。最后对患者进行全面检查，主要是前列腺穿刺活检，病理切片证实为前列腺癌。

2. 按照细胞类型和起源分类。

（1）来源于腺泡上皮的前列腺腺泡腺癌；

（2）来源于导管上皮的前列腺导管内癌和导管腺癌；

（3）来源于尿路上皮的前列腺尿路上皮癌；

（4）来源于鳞状上皮的前列腺鳞癌；

（5）来源于基底细胞的前列腺基底细胞癌；

（6）来源于神经内分泌细胞的前列腺神经内分泌癌，以及其他器官来源的前列腺转移癌。

（三）流行病学概况

全球来看，前列腺癌是男性泌尿系统最常见的恶性肿瘤之一，约占所有癌症的15%。男性恶性肿瘤发病率排名第二，年发病率约为140万，比1990年增加3.2倍，预计到2030年将增加到170万。我国前列腺癌的发病率远低于欧美国家。随着人口老龄化、人民生活水平的提高以及前列腺癌筛查的普及，近年来前列腺癌的发病率呈现显著上升的趋势，其位居所有恶性肿瘤的第 6 位，男性恶性肿瘤的第 7 位。前列腺癌的死亡率居所有恶性肿瘤的第 8 位，2013 年死亡293 000 例，较 1990 年增加 1.9 倍，居发达国家的第 6 位，发展中国家的第 12 位，预计到 2030 年将达 499 000 例。据估计，2015 年我国有 26 600 人死于前列腺癌。2011 年，前列腺癌死亡率为 2.98/10万，城市为 3.95/10 万，农村为 19.7/10 万。从 2000 年到 2011 年，前列腺癌的年龄标准化死亡率增加了 5.5%。

二、病因学

前列腺癌的发生与遗传因素有关，如果一个一级亲属（兄弟或父亲）患有前列腺癌，其本人患前列腺癌的风险会增加一倍以上。如果两个或两个以上的一级亲属患有前列腺癌，相对风险会增加 5 倍到 11 倍。前列腺癌的发病与性活动和饮食习惯也有关。性活动活跃者，患前列腺癌的风险增加。高脂肪饮食与发病也有一定关系。此外，前列腺癌的发病可能与种族、地区和宗教信仰有关。虽然前列腺是远离肠道的器官，但肠道微生物与前列腺癌的发展存在密切关系。一项随机对照研究表明，前列腺癌患者的肠道中存在高丰度的组织菌科（Tissierellaceae）、Lachnospiraceae 和 Ruminococcaceae，而正常男性肠道中 Veillonellaceae 丰度则明显升高。Alane 及其同事评估了 30 名接受经直肠前列腺活检的患者的肠道微生物群，与健康受试者相比，PCa 患者的拟杆菌属（*Bacteroide*）丰度较高。Cavarretta 等实施的一项病例对照研究从经前列腺癌根治术的患者切片中分析，发现在肿瘤与癌旁组织中葡萄球菌属（*Staphylococcus*）的丰度显著增加（图 5-1）。

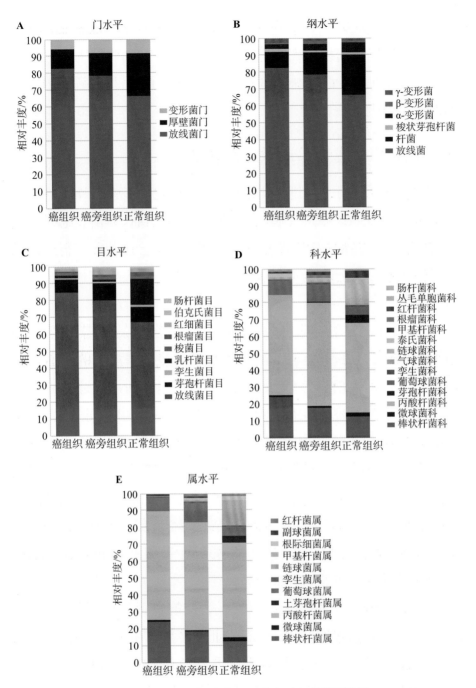

图 5-1　前列腺癌、癌旁、正常组织中细菌差异分析

A. 门水平；B. 纲水平；C. 目水平；D. 科水平；E. 属水平。

另一项研究发现,在前列腺癌小鼠模型肠道中的 Akkermansiaceae 菌群的丰度明显增加。事实上,当肠道菌群的构成改变时,对前列腺癌患病风险相关的饮食化合物和营养素(例如植物酚、钙和胆碱)代谢产物会产生影响。

三、前列腺癌患者肠道微生态特征

鉴于日益增长的患病人群,探索前列腺癌患者肠道微生态菌群特征至关重要。众多学者表明,前列腺癌与肠道菌群的稳态息息相关,然而,化疗药物的应用,抗生素的使用等均会影响肠道微生态结构。深入研究前列腺癌患者肠道微生态的特征,可为疾病防治提供参考依据。

研究表明前列腺癌与肠道微生态存在密切关系,李斯等人使用 16S rRNA 测序分析了美国 133 名接受前列腺活检的肠道微生物组。他们发现前列腺癌患者的链球菌(*Streptococcus*)和拟杆菌属丰度高于正常健康男性。此外宏基因组分析表明,肠道微生物组中的叶酸和精氨酸代谢途径发生了明显的变化,间接证明了肠道菌群可能会影响前列腺癌的罹患率。另一项使用小鼠前列腺癌模型的研究也证明了"肠道 - 前列腺轴"的存在。将去势抵抗型前列腺癌患者的粪便微生物群移植到转基因小鼠前列腺腺癌模型内,结果发现,移植后的小鼠前列腺癌模型中肠道的 Ruminococcaceae 含量明显增多,并促进了前列腺癌的生长。此外,他们还发现,Ruminococcaceae 也参与了磷脂代谢,而前列腺癌细胞恶性增殖的能量需求主要依赖脂质燃料,间接证明了肠道的 Ruminococcaceae 在前列腺癌的发生发展中扮演着重要角色。Reichard 等人对 173 名致死性前列腺癌患者的血清样本进行了质谱分析,其结果表明:代谢胆碱、肉碱和三甲胺前体的肠道微生物群影响了致死性前列腺癌罹患率,肠道菌群还可以产生除各种短链脂肪酸以外的众多代谢物,这些代谢物在宿主的血液中循环,影响宿主的健康。此外,肠道中的 *Faecalibacterium prausnitzii* 和 *Eubacterium rectale* 可产生具有抗炎作用的微量营养素 – 丁酸盐,从而预防前列腺癌的发生。

另外,其他学者还发现了某些菌群与前列腺癌分期进展具有相关性。Golombos 等的一项前瞻性病例对照研究,入组共计 20 例男性志愿者,其中 8 例良性前列腺增生患者,12 例 Gleason 评分 > 4 分的中危或高危前列腺癌患者,通过 16S rRNA 发现:B.massiliensis 在中高级别前列腺癌患者中相对菌群丰度更高,而 E.rectale 在对照组患者中具有较高的丰度。Matsushita 等人使用 16S rRNA 测序技术分析了日本 152 名接受前列腺活检的肠道微生物组,结果显示:Rikenellaceae、*Alistipes* 和 *Lachnospira* 及所有能产生短链脂肪酸的细菌在高 Gleason 评分的前列腺癌患者中丰度显著增加。此外,他们还构建了一个包括 18 个肠道细菌的微生物群谱,可以比前列腺特异性抗原(prostate-specific antigen, PSA)更准确地检测出高风险前列腺癌患者(受试者操作特征曲线分析中的曲线下面积 =0.81 vs 0.67)。然而,高危转移性前列腺癌患者的肠道菌群丰度并无明显增多。这意味着,高危前列腺癌患者中肠道微生物组的变化是前列腺癌的发病原因之一。

然而,有研究表明:抗生素的使用也会影响肠道菌群的稳态。Matsushita 等人发现,抗生素的使用可显著改变小鼠前列腺癌模型中肠道微生物的组成,并抑制前列腺癌的生长及 IGF-1 的表达。而 IGF-1 可通过自分泌的方式从前列腺癌细胞分泌,并激活 MAPK 和 PI3K 信号通路,从而促进前列腺癌的生长。抗生素的使用还减少了能产生短链脂肪酸的 Rikenellaceae 和梭菌(Clostridium)菌群的丰度,而短链脂肪酸是肠道微生物群的主要代谢物,其可通过 IGF-1 的表达从而调节前列腺癌的生长,上述结果表明:肠道细菌通过产生短链脂肪酸,调节 IGF-1 的表达,从而促进前列腺癌细胞的增殖。另一项研究表明,抗生素的使用可引起肠道微生态失调,从而导致肠道变形菌门丰度的增多和肠道通透性的增高,并通过 NF-κB-IL6-STAT3 轴促进了 C57BL/6J 小鼠的前列腺癌的生长和多西他赛的耐药性。同时,16S rRNA 临床粪便样本测序显示,转移性前列腺癌患者中的蛋白杆菌的丰度升高。

前列腺癌是激素依赖性肿瘤,众多研究表明,肠道菌群和雄性激素存在密切联系。Sfanos 等人通过 16S rDNA 扩增子测序对 30 名 PCa 患者和健康男性进行了粪便微生物群分析,与 PCa 患者相比,健康男性的 α 多样性更多,此外,接受雄激素剥夺疗法的 PCa 患者表现出更高丰度的 *Akkermansia muciniphila* 和 *Ruminococcaceae spp*,这些菌种与免疫检查点抑制剂的反应有关;意味着肠道菌群在前列腺癌患者的免疫治疗中起着决定性作用。去势抵抗性前列腺癌患者或去势小鼠的肠道菌群可以将雄激素前体转化为活性雄激素,被体循环吸收,导致疾病进展。此外,与激素敏感性前列腺癌患者相比,去势抵抗性前列腺癌患者肠道菌群中 Ruminococcaceae 的丰度明显增多。在去势抵抗性前列腺癌患者中,瘤胃球菌与不良预后相关,而普雷沃菌(*Prevotella*)与良好预后相关。Ruminococcaceae 还可将孕烯醇酮和羟孕烯醇酮转化为途径的下游代谢物,包括脱氢表雄酮和睾酮。有趣的是,Ruminococcaceae 具有与人类 CYP17 和醋酸阿比特龙 CYP17A1 的选择性抑制剂,可抑制细菌将孕烯醇酮转化为脱氢表雄酮和睾酮高度序列同源的基因。Liu 等人报告了在去势抗性 PCa 中,包括 *Phascolarctobacterium* 和 Ruminococcaceae 在内的几种细菌菌群的丰度增加。功能分析结果显示:参与萜类/聚酮类代谢和醚脂代谢的细菌基因途径在从激素敏感性 PCa 向去势抵抗性 PCa 的过渡过程中被显著激活;表明肠道微生态在去势抵抗性 PCa 转化过程中扮演着重要角色。另一项研究表明,在更晚期的 PCa 患者中,肠道微生物组的成分会随着患者接受包括雄激素剥夺等治疗而改变。此外，健康小鼠或人类的微生物群及特定的健康相关细菌（如 *Akkermansia muciniphila*）会影响免疫系统并改善雄激素剥夺治疗的效果。

高脂饮食是罹患前列腺癌的危险因素，它也可影响肠道菌群，从而促进前列腺癌的发生和发展。在一项针对高脂肪饮食小鼠的研究中，高脂肪饮食可引起小鼠粪便微生物组的改变，促进了组胺的生物合成，增加了炎症性癌细胞的生长。高脂肪饮食也通过改变肠道内的 Clostridiales 和 Lactobacillales 的丰度来加速 PCa 的生长和进展。另一项研究表明，高脂肪饮食可导致"肠漏"，引起各种代谢物或细菌成分进入宿主的体循环。而炎症和细菌成分会引起肠道菌群稳态的失衡，久而久之，肠道微生物可通过炎症或免疫细胞及其他机制参与调节前列腺癌的发生。

众多学者发现肠道菌群与前列腺癌的防治也密切相关，研究表明大豆衍生食品的摄入和肠道微生物群所含异黄酮的代谢不同，是导致亚洲人群和欧美人群中前列腺癌发病率显著不同的重要因素之一。然而目前的研究主要集中于大豆所含的异黄酮上，但若局限于认为相对于西方国家的饮食习惯，大豆中富含雌马酚的亚洲饮食文化是降低前列腺癌发病率的主要原因显然过于片面。目前以雄激素剥夺为主的间歇性内分泌治疗是治疗前列腺癌的重要手段之一。因此通过改善肠道环境，促使雌马酚的产生将是未来研究的一个方向，同时将从肠道微生物的新角度对前列腺癌的预防和治疗提供新的可能性。Remely 等研究发现，茶多酚提取物可被用于防治肥胖导致氧化应激而引起的健康风险。其作用机制包括来源于肠道微生物群的变化及其代谢物的抗炎症反应作用。另一种作用可能来自抗氧化活性以及从 CpG 甲基化观察到的表观遗传修饰。同时该研究表明，茶多酚提取物具有抗前列腺癌细胞增殖和侵袭的抑癌作用,可能与肠道菌群代谢及表观遗传学修饰有关。

综上所述,前列腺癌患者与肠道微生态存在密切联系。虽然抗生素和化疗药物的使用会影响前列腺癌患者肠道微生态的稳态,但仍值得进一步深入探讨和研究。

（杨龙飞　韩邦旻　盛镓逸）

第二节　前列腺癌患者的组织微生态

一、发病概况

（一）概述

前列腺癌是前列腺上皮恶性增生所致的一种肿瘤疾病。前列腺癌起病较为隐匿,大多数前列腺癌患者早期无明显症状。前列腺癌后期,患者会出现排尿困难、排尿疼痛或排尿规律异常等症状。目前,多采用手术与化疗等方法进行治疗。

（二）临床表现

早期前列腺癌常无症状,肿瘤增大时压迫邻近组织和器官,出现相应症状和体征。最主要的临床症状为尿路症状,如尿流缓慢、尿频、尿急、尿流中断、排尿不尽和排尿困难等,这些症状无特异性,和良性前列腺增生症状相同。前列腺癌可侵及膀胱、精囊和血管神经束,引起血尿、血精和阳痿。前列腺癌常易发生骨转移,引起骨痛或病理性骨折、截瘫。盆腔淋巴结转移时可引起双下肢水肿。前列腺癌也可侵及骨髓引起贫血或全血象减少。

（三）流行病学概况

据 WHO 报道，截至 2020 年，约有 141.4 万前列腺癌新病例确诊及 37.5 万例死亡，该病发病率高居全球男性恶性肿瘤第 2 位。据统计，59% 的前列腺癌发生于 79 岁以上男性。从全球范围来看，前列腺癌新发病率最高的前三位国家或地区分别是：澳大利亚、南美和西欧，患病率分别是 111.6/10 万人、97.2/10 万人和 94.9/10 万人。

二、病因学

有关前列腺癌病因学的研究进展迅速，研究显示前列腺癌的发生与遗传、年龄、环境因素和饮食习惯等密切相关。

研究表明，前列腺癌的发生与前列腺微生态失调有关。前列腺组织中某些有害微生物通过直接释放毒素或介导免疫应答引起前列腺慢性炎症，从而影响前列腺癌的进展。

另外，其他微生态与前列腺癌之间关系的研究也在不断拓展。研究表明，肠道微生态影响前列腺癌的进展。前列腺癌患者和健康对照组的肠道菌群大部分重叠，但在前列腺癌患者中，肠道中的拟杆菌（*Bacteroide*）和链球菌（*Streptococcus*）的相对丰度更高。肠道内的脂多糖主要由革兰氏阴性菌释放，其通过增强核因子激活的 B 细胞的 κ- 轻链（nuclear factor-k-gene binding，NF-κB）信号通路释放炎症因子，从而促进前列腺癌转移。另一项研究发现，尿液微生态和前列腺癌进展有关。前列腺癌患者尿液中促炎细菌和尿路致病菌丰度同时升高，增强炎症反应，从而促进癌症进展。此外，口腔微生态与前列腺癌也有一定联系。研究发现，*Synergistes*、普雷沃菌（*Prevotella*）和梭形杆菌（*Fusobacterium*）与牙周炎有关，而慢性牙周炎患者患前列腺癌的风险显著增加。

三、前列腺癌患者组织微生态特征

（一）正常前列腺组织微生态

前列腺作为男性生殖泌尿系统最大的附属腺体,和肠道一样拥有属于自身独特的微生物群。由于健康人群的前列腺样本很难获得,Cavarretta I 等人对 16 名前列腺癌患者的癌旁组织进行了焦磷酸测序。从细菌门层次上来看,丰度排名前三的细菌分别是放线菌门（Actinobacteria）占 66.5%、Frmicutes 占 25.0%、变形菌门（Proteobacteria）占 8.5%。从细菌属层次来看,丰度排名前五的细菌分别是丙酸杆菌属（*Propionibacterium*）占 55.5%、棒状杆菌属（*Corynebacterium*）占 13.5%、链球菌属（*Streptococcus*）占 16.0%、*Rhodobacter* 占 6.0%、*Paracoccus* 占 3.0%。但此项研究存在一些缺陷,采用前列腺组织福尔马林固定后进行组织石蜡包埋,这一过程中存在被其他细菌污染的可能,如痤疮丙酸杆菌（*Propionibacterium acnes*）和链球菌。另外,链球菌也是常见的人体皮肤表面细菌和实验室常见的污染菌。

与此同时,一些相似的研究并未在健康人群前列腺组织中找到细菌。譬如,在 2000 年,Hochreiter WW 等人对 18 名健康人的前列腺组织进行 16S rRNA 基因 PCR 检测。结果显示,非疾病状态下,前列腺组织中未检测到细菌。由于当时 PCR 检测的灵敏度在 6 个细菌 /25mg 前列腺组织,且 Hochreiter WW 等人未进行 16S rRNA 测序,即使前列腺组织中存在少量细菌也无法检测出来。另外,大多数研究即使找到甚至培养出了前列腺细菌,由于从提取到 16S rRNA 测序过程中存在的各种污染问题,前列腺中各种微生物的数量仍未可知。即便如此,研究前列腺微生态对了解前列腺健康和疾病也有着重要意义。

（二）前列腺癌组织微生态

1. 前列腺癌组织的菌群分布　迄今为止,多项研究证实前列腺癌组织中存在细菌菌落,打破了人们长期以来认为前列腺是一个无菌器官的观念。早在 1999 年,Keay S 等人在 9 名前列腺腺癌患者的前列腺活检标本中检测到了细菌,并验证了埃希菌(*Escherichia*)和拟杆菌(*Bacteroide*)作为优势菌存在。2008 年,Sfanos 等人在前列腺标本中找到了多种细菌的 DNA(阴性质控样本未发现)。但在多个不同前列腺组织核心区域均未发现细菌 DNA,表明菌群在前列腺组织中并不是无处不在的。但需要注意的是,存在细菌 DNA 标本并不等同于有活细菌,有可能是巨噬细胞吞噬物或死细菌沉积于淀粉样物质中。虽然此项研究旨在说明前列腺中不存在细菌,但同时期的其他研究充分表明前列腺组织存在细菌。

为了研究前列腺癌组织中的菌群分布,在 2017 年,Cavarretta I 等人对 16 名前列腺癌根治术患者的癌组织、癌旁组织和良性前列腺组织标本进行了超深层焦磷酸测序(表 5-1)。研究发现,从细菌门层次上来看,前列腺癌组织样本中丰度排名前三的细菌分别是放线菌门占 82.2%、Frmicutes 占 12.3%、变形菌门占 5.5%。从细菌属层次上来看,前列腺癌组织样本中丰度排名前五的细菌分别是丙酸杆菌属占 62.5%、棒状杆菌属占 26.5%、葡萄球菌属(*Staphylococcus*)占 8.5%、副球菌属占 1.5%、*Gemellales* 占 1.0%。与良性前列腺组织相比较,总体细菌门未发生改变。而在细菌属层次上,前列腺癌组织样本中链球菌丰度显著低于癌旁组织样本。相关研究表明,嗜热链球菌通过分泌半乳糖苷酶抑制结直肠肿瘤的发生。我们猜测链球菌可能存在于正常前列腺组织中,维持前列腺的正常生理环境,并抑制前列腺癌进展。Cavarretta I 等人的研究表明前列腺癌组织及癌旁组织样本中葡萄球菌相对丰度显著高于良性前列腺组织。同样,在头颈癌中葡萄球菌显著升高,我们猜想葡萄球菌可能在前列腺癌中发挥一定作用。

表5-1 细菌门和属分类水平的前列腺样本中细菌相对分度(报告分数为中位数)

分类		癌组织(T)	癌旁组织(PT)	正常组织(NT)	统计学差异
门	放线菌	82.2 (72.6~90.6)	78.1 (72.7~86.9)	75.3 (53.7~82.9)	NS
	壁厚菌	10.3 (8~18.3)	11.5 (6.5~17)	15.1 (11.3~32.3)	NS
	变形菌	2.6 (0.66~9.2)	4.4 (2.1~8.4)	4.2 (1.8~10.5)	NS
属	丙酸菌	60.1 (47.3~69.6)	60.3 (48.7~67.4)	49 (42.2~61.8)	NS
	棒状杆菌	14.4 (7.8~25.6)	12.4 (10~20.5)	6.7 (42.2~61.8)	NS
	葡萄球菌	7.5 (3.5~8.7)	8.2 (3.3~12.5)	4.3 (3~6)	$P < 0.05$ (T+PT vs NT)
	副球菌	0 (0~0.48)	0.26 (0~1.3)	0 (0~0.33)	NS
	孪生球菌	0.81 (0.52~1)	0.56 (0.23~1.3)	0.79 (0.23~1)	NS
	微球菌	0 (0~0.25)	0.24 (0~0.81)	0 (0~0.21)	NS
	链球菌	0 (0~0.21)	0.5 (0.06~1.3)	5.16 (0.27~17.3)	$P < 0.05$ (T+PT vs NT)

另外,Banerjee S 等人应用 PathoChip 功能基因芯片对 50 名前列腺癌根治术患者和 15 名经尿道良性前列腺增生切除术患者的前列腺组织进行了微生物测定。研究发现,前列腺癌组织菌群主要为:变形菌门占 55%;Frmicutes 占 19%;放线菌门占 11%;拟杆菌门占 7%。虽然检测方式的差异导致菌群相对丰度及部分菌群不同,但是 Cavarretta I 等人检测到的大多数细菌在该研究中被检测到了,进一步证实了前列腺癌组织中此类菌群的存在。

除此之外,Feng Y、Ma X 也对前列腺癌组织微生态进行了研究。其中,Feng Y 等人利用乌枪法以及全基因组测序分别对 65 例中国前列腺癌根治标本、22 例世界范围内的前列腺癌根治标本进行微生物检测。两次研究发现假单胞菌(*Pseudomonas*)、埃希菌(*Escherichia*)和丙酸杆菌最为丰富,但在肿瘤组织和良性组织中未

发现菌群 α 和 β 多样性的不同。另外, Ma X 等人对前列腺特异性抗原(prostate specific antigen, PSA)水平较高的前列腺癌患者的前列腺液进行 16S rRNA 测序。研究发现,前列腺癌患者的前列腺液菌群显著低于非癌患者。这一结果说明这些细菌在维持前列腺组织微生态方面的作用,并为 PSA 水平较高的患者诊断前列腺癌提供微生态靶标。

2. 前列腺细菌和前列腺癌的进展　前列腺疾病是成年男性的常见疾病,通常指前列腺炎、前列腺增生和前列腺癌。研究发现,多种细菌,如大肠埃希菌(*Escherichia coli*)、金黄色葡萄球菌(*Staphylococcus aureus*)和肠球菌(*Enterococcus*)等均可引发急慢性前列腺炎。以及前列腺增生患者腺体组织中的大肠埃希菌能够诱导前列腺上皮细胞的炎症反应以及 DNA 损伤。目前,各类细菌对前列腺癌作用的相关研究少之又少,细菌是否影响前列腺癌的进展仍待进一步研究。

相关研究表明,细菌参与一系列的前列腺疾病过程。正常的前列腺组织内有各类免疫细胞,包括 T 淋巴细胞、B 淋巴细胞、巨噬细胞和树突状细胞。细菌可能通过调节免疫过程来影响肿瘤的发展。虽然确切的机制尚不清楚,但有足够的证据表明前列腺癌与细菌及其代谢物的潜在作用有关。并且,肿瘤微环境中的细菌似乎能够调节前列腺癌细胞的凋亡。

前列腺癌患者组织菌群作用不尽相同。现部分菌群作用已被证明。Chen Y 等人对前列腺癌组织中细菌的 RNA 测序结果进行验证,发现痤疮丙酸杆菌存在前列腺癌组织及癌旁组织中,而在正常组织中未发现。痤疮丙酸杆菌被认为通过释放趋化因子趋化中性粒细胞而引起炎症反应。近年研究发现,痤疮丙酸杆菌能够在巨噬细胞中存活,并诱导巨噬细胞中免疫抑制蛋白的表达,从而促进前列腺癌的进展。此外,Banerjee S 等人对微生物测定的菌群结果及丰度进行荟萃分析。研究发现,在 Gleason 评分较低的前列腺癌组织中,鲍曼不动杆菌(*Acinetobacter baumanii*)和链球菌等明显升高。这一结果表明,前列腺癌中的某些细菌能够预测临床诊断和疾病的潜在结局。另外,幽门螺杆菌(*Helicobacter pylori*)出现在超过 90% 的前列腺癌标本中。值得注意的是,幽门螺杆菌细胞毒素相关蛋白 A 整合入前列腺癌细胞的 DNA 里面。相关研究发现幽门螺杆菌细胞毒素相关蛋白 A 基因是幽门螺杆菌的毒力因子,通过激活原癌基因和失活肿瘤抑制基因导致胃癌的进展。因此,幽门螺杆菌可能在前列腺癌的进展中发挥作用。

另外,有学者发现了某些菌群与前列腺肿瘤分期转移具有相关性。国外学者 Salachan P 等人对不同阶段的前列腺癌组织样本进行转录组学分析。研究发现,*Microbacterium* 在 pT_3 期的相对丰度显著高于 pT_2 期。这一结果表明 *Microbacterium spp.* 和前列腺癌的进展存在相关性。然而,仍需大量研究去证实这一结果。另外,Feng Y 等人对前列腺假单胞菌和人类小 RNA 基因进行相关性分析,研究发现假单胞菌感染可能抑制前列腺癌转移。

除此之外,研究人员不仅仅从自然菌群的角度,还从感染因子角度来研究前列腺癌中的细菌作用。例如,沙眼衣原体(*Chlamydia trachomatis*)等病原体的性传播感染是引起前列腺癌的潜在原因。有研究发现,男性患者如果感染了衣原体、人乳头状瘤病毒 -16(HPV-16)、人乳头状瘤病毒 -18(HPV-18)、单纯疱疹病毒、巨细胞病毒 -2、人疱疹病毒 -8、梅毒或淋病中的一种,前列腺癌的患病风险显著升高。

目前,已发现并验证部分菌群对前列腺癌的作用,但其具体机制尚不清楚。研究表明,前列腺微生态可以通过分泌毒素或代谢物,以及通过诱导慢性炎症,激活免疫机制对前列腺癌产生影响。目前已知的具体机制如下。

（1）前列腺细菌的直接通路：特定的细菌能够通过产生毒素参与前列腺癌的发生发展。例如，脂多糖（lipopolysaccharide，LPS）是大肠埃希菌和淋病奈瑟菌（*Neisseria gonorrhoeae*）等细菌细胞壁的主要成分。它属于细菌内毒素，在细菌裂解后释放。研究发现，LPS与前列腺侵袭性有显著相关性。在LPS的持续作用下，一系列细胞增殖分化和凋亡的相关基因异常表达，从而诱导前列腺细胞向癌细胞的转化。除此之外，细菌分泌的外毒素同样能够促进前列腺癌的进展，例如毒素坏死因子通过激活Cdc42-PAK1信号轴发挥作用。另外，研究发现，一些细菌毒素具有抗肿瘤特性，例如肠毒素通过调节肿瘤细胞的凋亡来抑制肿瘤进展。

（2）前列腺细菌的间接通路：众所周知，炎症反应和恶性肿瘤密切相关，但细菌如何通过调节炎症来影响前列腺癌的发展，对此，人们知之甚少。研究发现，植入前列腺的微生物可能通过诱导慢性炎症和相关免疫反应促进肿瘤的发生。在慢性炎症过程中，微生物可以诱导和调节炎症细胞中各种细胞因子和趋化因子的表达。这些细胞因子通过各种机制进一步调节前列腺癌细胞的转化。例如，炎症细胞因子白介素-6、白介素-8和肿瘤坏死因子诱导血管内皮生长因子以及激活NF-κB、表皮生长因子受体（epidermal growth factor receptor，EGFR）、Toll样受体（toll-like receptors，TLR）和其他信号通路，从而促进肿瘤细胞增殖。由于NF-κB信号通路在真核细胞中作为基因调节分子控制细胞增殖与细胞生存，它很可能是细菌诱导前列腺癌的关键分子。通过体外实验发现，在炎症发生的早期，由于细菌及其代谢物的刺激，炎症因子不断增加。感染的前列腺上皮细胞中p65和核因子κB抑制因子α（IκBα）基因转录活性明显高于未感染的细胞，说明NF-κB信号通路参与了炎症早期前列腺癌的发生，且NF-κB的激活随炎症刺激呈时间依赖性。而在动物实验中，多瘤病毒诱导的前列腺上皮内瘤变小鼠转录分析发现,前列腺中多条信号通路发生改变,NF-κB就是其中一条。另外,之前研究发现,在大肠埃希菌诱导的小鼠前列腺炎模型中,前列腺组织存在不同程度的非典型增生和异常增生,这些异常组织的 DNA 氧化损伤和上皮细胞增殖强于正常前列腺组织。结果表明,特定的细菌能够通过炎症反应和氧化应激诱导前列腺增生性炎性萎缩和前列腺上皮内瘤变,而前列腺增生性炎性萎缩和前列腺上皮内瘤变被认为是前列腺癌的前期病变。另外,细菌引起的慢性炎症还通过激活巨噬细胞,加速疾病的进展。因此,细菌引起的慢性炎症在前列腺癌的进展中起到一定作用。

3. 前列腺微生态的未来发展　如今,微生态对于人类健康上的作用引人瞩目。而前列腺微生态对疾病的作用以及具体机制仍有待研究。前列腺癌患者组织微生态的研究目前主要针对前列腺癌组织中细菌的种类以及丰度进行测定,验证出部分有差异的细菌。由于现有技术的局限性,无法做到细菌提取和培养,以及 16s rRNA 测序过程中无污染,并且对于丰度过低的细菌难以提取测定等一系列问题,我们认为仍有大量前列腺细菌未被发现,但不可否认已经验证的细菌会有一些杂菌混入其中。从以往研究可以发现,各种细菌及其代谢物能够通过免疫调节及细菌毒素直接或间接地参与前列腺癌的疾病过程。这些方式不仅仅调节前列腺上皮细胞的恶性转化,还能够促进或抑制前列腺癌的进展。因此,研究前列腺癌在微生物学方面的发病原因及机制是未来的一大研究方向。

目前,在治疗前列腺癌方面还存在明显缺陷,比如残留癌不能完全清除以及前列腺癌治疗后的复发等。或许,微生物免疫治疗和靶向治疗能够弥补传统治疗的缺陷,通过单一或联合应用来达到更好的治疗效果。未来,我们希望能够更深入地研究前列腺癌的微生态,探索它在前列腺癌肿瘤微环境中的潜在作用,可以为前列腺癌的早期诊断、治疗以及预后提供新思路。

(王鑫　陈卫国)

第三节　膀胱癌患者的肠道微生态

一、病因学

膀胱癌(carcinoma of bladder)的病因目前尚不明确,既有内在遗传因素,又有外在环境因素,其发生和发展受多因素影响。吸烟和长期接触工业化学产品是两大外在致病因素,也是目前最为肯定的膀胱癌致病因素。除此之外,遗传、基因突变和异物长期刺激等因素也会增加膀胱癌的发病风险。

研究发现,除了口腔和膀胱微生态以外,膀胱癌的发生和发展还涉及肠道微生态的失调。肠道菌群失调引起细菌代谢产物紊乱和肠道上皮细胞屏障破坏,引发一系列免疫炎症反应,从而促进膀胱癌的发生和发展。

二、膀胱癌患者肠道微生态特征

膀胱癌是泌尿系统最常见的恶性肿瘤,在中国每年的患病率为80.5/10万,死亡率为32.9/10万。随着日益增加的患病率和病死率,研究膀胱癌患者肠道微生态菌群特征迫在眉睫。据相关研究表明,性别、年龄、饮食习惯和慢性炎症等因素均会影响肠道微生态结构。通过对肠道微生态特征的研究,相信能够找到膀胱癌的更好预防及诊疗新途径。

近年,基于 DNA 测序技术,研究发现膀胱癌的发生发展和肠道微生态紊乱存在相关性。国内学者 He C 等人通过收集粪菌分析了 26 名膀胱癌患者和 16 名健康对照组的肠道微生态。研究发现,膀胱癌患者肠道微生态丰富度及多样性、香农指数和辛普森指数均低于健康对照组,这一结果表明膀胱癌患者肠道细菌多样性显著低于健康对照组。He C 等人对膀胱癌患者和健康对照组中 12 种主要细菌进行实时荧光定量 PCR 分析(表 5-2)。其中,从细菌门层次上来看,膀胱癌患者肠道拟杆菌门(Bacteroide)和 Firmicutes 显著低于健康对照组;从细菌属层次上来看,膀胱癌患者肠道菌群中梭状芽孢杆菌群XI(*Clostridium cluster XI*)和普雷沃菌(*Prevotella*)的相对丰度显著低于健康对照组。He C 等人通过 N- 丁基 -N-(4- 羟丁基)亚硝胺诱导的膀胱癌小鼠模型,发现膀胱癌小鼠脆弱拟杆菌(*Bacteroides fragilis*)和梭状芽孢杆菌群 I(*Clostridium cluster I*)显著低于健康对照组小鼠。我们可以认为,膀胱癌使得肠道菌群发生改变,但用膀胱癌小鼠模型来模拟膀胱癌患者的肠道微生态存在一定缺陷。

表 5-2　膀胱癌患者和健康对照组粪便细菌实时荧光定量 PCR 检测结果

细菌	健康对照组	膀胱癌患者	P 值
主要细菌	8.01 ± 0.64	7.47 ± 0.25	0.006
壁厚菌门			
梭状芽孢杆菌群 I	4.46 ± 0.77	3.96 ± 1.46	0.191
普拉梭菌	7.41 ± 0.75	7.49 ± 0.97	0.775
梭状芽孢杆菌群XI	4.97 ± 0.67	4.40 ± 0.85	0.031
乳杆菌	4.98 ± 0.90	4.83 ± 0.53	0.531

细菌	健康对照组	膀胱癌患者	P 值
柔嫩梭菌亚群	7.41 ± 1.17	6.82 ± 1.10	0.122
拟球梭菌	5.31 ± 0.89	5.56 ± 0.95	0.446
拟杆菌门			
普雷沃菌	7.54 ± 1.21	6.52 ± 0.90	0.004
脆弱拟杆菌	5.94 ± 0.81	6.06 ± 1.17	0.732
放线菌门			
双歧杆菌属	2.80 ± 1.03	3.37 ± 1.12	0.100
奇异菌属	5.88 ± 0.71	5.47 ± 0.77	0.128
变形菌门			
肠杆菌	3.04 ± 1.01	3.27 ± 1.03	0.580

由此可见,膀胱癌患者肠道微生态多样性显著低于健康人群。不幸的是,目前为止仅有一篇文献报道了膀胱癌患者肠道微生态特征,然而样本量却相对较小。但值得肯定的是,部分肠道菌群对膀胱癌的作用已被证实。

据 He C 等人报道,膀胱癌患者肠道梭状芽孢杆菌群XI明显低于健康对照组,提示梭状芽孢杆菌群XI在健康人群肠道中维持肠道稳态,发挥益生菌的作用。相关文献报道,梭状芽孢杆菌群XI被认为是一种产生短链脂肪酸的细菌。研究表明,摄入膳食纤维能够使肠道菌群产生多种短链脂肪酸,短链脂肪酸吸收入血会影响结肠以及结肠以外的器官。据报道,短链脂肪酸主要通过以下两类细菌产生:丙酸和乙酸由拟杆菌门产生,而丁酸是由 Firmicutes 产生。与此同时,短链脂肪酸,尤其是丁酸,是肠上皮细胞生长和增殖所必需的物质,并能维持肠黏膜的黏膜屏障完整性。研究发现,丁酸能够抑制膀胱癌细胞系的增殖及转移能力,并能增强化疗药物顺铂对膀胱癌的敏感性。另外,He C 等人对结肠和盲肠中常见的短链脂肪酸进行测定。研究发现,膀胱癌患者粪便中丁酸的含量明显低于健康人群。由于梭状芽孢杆菌群XI是丁酸产生的重要来源。因此,我们认为健康人群中梭状芽孢杆菌群XI通过产生一定的丁酸保证肠道结构的完整性,以及通过肠道微环境调节膀胱微生态。然而膀胱癌患者由于此类细菌减少,导致丁酸含量降低,无法保证肠道结构的完整性和膀胱稳态,从而加速膀胱癌的进展。在 D-氨基半乳糖成功诱导急性肝损伤大鼠模型中,相较未成功诱导肝损伤大鼠模型相比,梭状芽孢杆菌群XI显著降低。这从另一个角度证实了此种细菌在肠道中发挥着益生菌的作用。

同样,普雷沃菌在膀胱癌患者肠道的相对丰度显著低于健康对照组。与此同时,*Urbaniak C* 等人发现普雷沃菌在健康对照组中含量较高,但在结直肠癌或乳腺癌患者中较低。这些研究提示普雷沃菌也发挥着益生菌的作用。但不同的是,肠道普雷沃菌被认为与机体高纤维摄入和西方人的素食主义相关,并能正向调控机体代谢。另外,Kovatcheva-Datchary P 等人通过研究大麦面包饮食、普雷沃菌和机体血糖的关系,发现 *P. copri* 能够改善糖耐受,调节机体糖代谢。需要注意的是,肠道普雷沃菌和关节炎和 HIV 感染有关,表明普雷沃菌在不同疾病状态下扮演不同角色。另外,部分学者发现普雷沃菌与肿瘤的转移和预后相关。那么,普雷沃菌是否会影响膀胱癌的转移和预后呢? 这仍需要研究人员进一步研究。

三、膀胱癌患者菌群干预和治疗

众所周知,肠道微生态会影响远端器官的健康和疾病进展。过去十年里,大多数研究集中在微生态–肠–脑轴的相互作用。与此相似,肠道和膀胱之间也存在着双向"交流"。然而,要与膀胱进行交流,肠道微生物信号首先需要通过肠道上皮细胞进行传递。这些信号(或分子)可以是细菌的结构成分,也可以是细菌产生的代谢物;可以直接影响膀胱组织细胞,也可以间接通过神经或肠道激素发出信号至膀胱组织细胞。那么,对肠道菌群有的放矢对预防和治疗膀胱癌显得格外重要。

研究发现,膳食纤维的摄入能够调节肠道微生态,有效减少与肠道菌群有关的疾病的发生。He C 等人对膀胱癌患者以及健康人群进行健康相关问卷调查及对其进行水果摄入和菌群丰度间的相关性分析。研究发现,主要细菌普雷沃菌(*Prevotella*)细菌丰度和水果的摄入量显著正相关。同时,He C 等人对丁酸的产生和水果摄入量进行研究。研究发现,丁酸的含量和水果摄入量显著正相关。以上结果显示,水果摄入或许能够改变膀胱癌患者的肠道菌群和短链脂肪酸。与此同时,流行病学研究表明,蔬菜和水果的摄入与总体膀胱癌风险无显著相关性,而在女性患者中有相关性。从目前已有研究可见,未来研究人员在验证蔬菜和水果和膀胱癌风险之间关系时应考虑性别差异。或许,未来在女性膀胱癌患者中能够得出一致性结论。

粪菌移植,即通过将健康人粪便中的功能菌群移植到患者肠道内,重建新的肠道菌群,实现肠道及肠道外疾病的改善。作为近年来的一项新技术,其已应用于艰难梭状芽孢杆菌感染和炎症性肠炎等疾病。研究发现,肠道菌群通过代谢产物增强抗肿瘤免疫作用及免疫治疗的疗效。那么,是否能通过普雷沃菌和梭状芽孢杆菌群XI细菌移植或健康人群粪菌移植来达到调节肠道微环境,延缓膀胱癌的进展,仍有待进一步研究。

综上所述,膀胱癌与肠道微生态存在联系。首先,对于比较膀胱癌患者和正常人群肠道微生态的样本量及实验数过少,研究人员需要进一步扩大样本量,来证明肠道菌群和膀胱癌发生之间是否具有潜在的因果关系,还是仅仅具有相关性。其次,尽早建立临床前干预模型,为膀胱癌的预防和治疗提供新的途径。

（王鑫　吴登龙　韩邦旻）

参考文献

[1] 埃布尔. 泌尿系统及男性生殖器官肿瘤病理学和遗传学[M]. 北京: 人民卫生出版社, 2006.

[2] 中国医师协会放射肿瘤治疗医师分会, 中华医学会放射肿瘤治疗学分会, 中国抗癌协会肿瘤放射治疗专业委员会, 等. 中国前列腺癌放射治疗指南 (2020 年版)[J]. 中华肿瘤防治杂志, 2021,28(5): 15.

[3] 赫捷, 陈万青, 李霓, 等. 中国前列腺癌筛查与早诊早治指南 (2022, 北京)[J]. 中国肿瘤, 2022,31(1): 30.

[4] SIEGEL R L, MILLER K D, FUCHS H E, et al. Cancer statistics, 2022[J]. CA Cancer J Clin, 2022,72(1): 7-33.

[5] 杨进益, 杨明州, 魏伟, 等. 前列腺癌发生发展的流行病学研究进展 [J]. 临床泌尿外科杂志, 2017,32(9): 5.

[6] SIEGEL R L, MILLER K D, FUCHS H E, et al. Cancer Statistics, 2021[J]. CA: A Cancer Journal for Clinicians, 2021,71(1).

[7] SMITH K S, FRUGÉ A D, POL W V D, et al. Gut microbial differences in breast and prostate cancer cases from two randomised controlled trials compared to matched cancer-free controls[J]. Beneficial Microbes, 2021,12(3): 1-10.

[8] ALANEE S, ZAWAHRY A E, DYNDA D, et al. A prospective study to examine the association of the urinary and fecal microbiota with prostate cancer diagnosis after transrectal biopsy of the prostate using 16sRNA gene analysis[J]. The Prostate, 2019,79(1): 81-87.

[9] CAVARRETTA I, FERRARESE R, CAZZANIGA W, et al. The Microbiome of the Prostate Tumor Microenvironment[J]. European Urology, 2017: S275957270.

[10] HUANG P, YANG Y, WANG C, et al. Increase in Akkermansiaceae in gut microbiota of prostate cancer-bearing mice[J]. International Journal of Molecular Sciences, 2021,22(17): 9626.

[11] ZITVOGEL L, DAILLERE R, ROBERTI M P, et al. Anticancer effects of the microbiome and its products[J]. Limnology and Oceanography, Methods, 2017(8): 15.

[12] LISS M A, ROBERT W J, MARTIN G, et al. Metabolic biosynthesis pathways identified from fecal microbiome associated with prostate cancer[J]. European Urology, 2018: S274955161.

[13] LIU Y, YANG C, ZHANG Z, et al. Gut microbiota dysbiosis accelerates prostate cancer progression through increased LPCAT1 expression and enhanced DNA repair pathways[J]. Frontiers in Oncology, 2021,11: 679712.

[14] REICHARD C A, NAELITZ B D, WANG Z, et al. Gut microbiome-dependent metabolic pathways and risk of lethal prostate cancer: Prospective analysis of a PLCO cancer screening trial cohort[J]. Cancer Epidemiol Biomarkers Prev, 2022,31(1): 192-199.

[15] CROCETTO F, BOCCELLINO M, BARONE B, et al. The crosstalk between prostate cancer and microbiota inflammation: Nutraceutical products are useful to balance this interplay?[J]. Nutrients, 2020.

[16] GOLOMBOS D, AYANGBESAN A, O'MALLEY P, et al. The role of gut microbiome in the pathogenesis of prostate cancer: A prospective, pilot study[J]. Urology, 2018,111: 122-128.

[17] MATSUSHITA M, FUJITA K, MOTOOKA D, et al. The gut microbiota associated with high-Gleason prostate cancer[J]. Cancer Science, 2021.

[18] MATSUSHITA M, FUJITA K, HAYASHI T, et al. Gut microbiota-derived short-chain fatty acids promote prostate cancer growth via IGF-1 signaling[J]. Cancer research: 2020-4090.

[19] ZHONG W, WU K, LONG Z, et al. Gut dysbiosis promotes prostate cancer progression and docetaxel resistance via activating NF-κB-IL6-STAT3 axis[J]. Microbiome, 2022,10(1): 1-19.

[20] SFANOS K S, MARKOWSKI M C, PEIFFER L B, et al. Compositional differences in gastrointestinal microbiota in prostate cancer patients treated with androgen axis-targeted therapies[J]. Prostate Cancer & Prostatic Diseases, 2018: 1.

[21] PERNIGONI N, ZAGATO E, CALCINOTTO A, et al. Commensal bacteria promote endocrine resistance in prostate cancer through androgen biosynthesis[J]. Science, 2021,374(6564): 216-224.

[22] LIU Y, JIANG H. Compositional differences of gut microbiome in matched hormone-sensitive and castration-resistant prostate cancer[J]. Transl Androl Urol, 2020,9(5): 1937-1944.

[23] KURE A, TSUKIMI T, ISHII C, et al. Gut environment changes due to androgen deprivation therapy in patients with prostate cancer[J]. Prostate Cancer Prostatic Dis, 2022.

[24] MATSUSHITA M, FUJITA K, HATANO K, et al. High-fat diet promotes prostate cancer growth through histamine signaling[J]. Int J Cancer, 2022,151(4): 623-636.

[25] SATO H, NARITA S, ISHIDA M, et al. Specific gut microbial environment in lard diet-induced prostate cancer development and progression[J]. Int J Mol Sci, 2022, 23(4): 2214.

[26] HAYASHI T, FUJITA K, NOJIMA S, et al. High-fat diet-induced inflammation accelerates prostate cancer growth via IL6 signaling[J]. Clin Cancer Res, 2018,24(17): 4309-4318.

[27] 罗文强 . 前列腺癌间歇性内分泌治疗进展 [J]. 临床泌尿外科杂志 , 2017,32(9): 4.

[28] REMELY M, FERK F, STERNEDER S, et al. Egcg prevents high fat diet-induced changes in gut microbiota, decreases of DNA strand breaks, and changes in expression and DNA methylation of Dnmt1 and MLH1 in C57BL/6J male mice[J]. Oxid Med Cell Longev, 2017,2017: 3079148.

[29] PAPACHRISTODOULOU A, ABATE-SHEN C. Precision intervention for prostate cancer: Re-evaluating who is at risk[J]. Cancer Letters, 2022,538: 215709.

[30] SFANOS K S, YEGNASUBRAMANIAN S, NELSON W G, et al. The inflammatory microenvironment and microbiome in prostate cancer development[J]. Nature Reviews Urology, 2018,15(1): 11-24.

[31] CHE B, ZHANG W, XU S, et al. Prostate microbiota and prostate cancer: A new trend in treatment[J]. Frontiers in Oncology, 2021,11.

[32] ZHANG G, MEREDITH T C, KAHNE D. On the essentiality of lipopolysaccharide to Gram-negative bacteria[J]. Curr Opin Microbiol, 2013,16(6): 779-785.

[33] SHRESTHA E, WHITE J R, YU S H, et al. Profiling the urinary microbiome in men

with positive versus negative biopsies for prostate cancer[J]. J Urol, 2018,199(1): 161-171.

[34] YUAN S, FANG C, LENG W, et al. Oral microbiota in the oral-genitourinary axis: identifying periodontitis as a potential risk of genitourinary cancers[J]. Military Medical Research, 2021,8(1): 54.

[35] PORTER C M, SHRESTHA E, PEIFFER L B, et al. The microbiome in prostate inflammation and prostate cancer[J]. Prostate Cancer and Prostatic Diseases, 2018,21(3): 345-354.

[36] GLASSING A, DOWD S E, GALANDIUK S, et al. Inherent bacterial DNA contamination of extraction and sequencing reagents may affect interpretation of microbiota in low bacterial biomass samples[J]. Gut Pathogens, 2016,8(1): 24.

[37] EISENHOFER R, MINICH J J, MAROTZ C, et al. Contamination in low microbial biomass microbiome studies: Issues and recommendations[J]. Trends in Microbiology, 2019,27(2): 105-117.

[38] HOCHREITER W W, DUNCAN J L, SCHAEFFER A J. Evaluation of the bacterial flora of the prostate using a 16S rRNA gene based polymerase chain reaction[J]. J Urol, 2000,163(1): 127-130.

[39] SFANOS K S, SAUVAGEOT J, FEDOR H L, et al. A molecular analysis of prokaryotic and viral DNA sequences in prostate tissue from patients with prostate cancer indicates the presence of multiple and diverse microorganisms[J]. The Prostate, 2008,68(3): 306-320.

[40] KRIEGER J N, RILEY D E, VESELLA R L, et al. Bacterial dna sequences in prostate tissue from patients with prostate cancer and chronic prostatitis[J]. J Urol, 2000,164(4): 1221-1228.

[41] KEAY S, ZHANG C O, BALDWIN B R, et al. Polymerase chain reaction amplification of bacterial 16s rRNA genes in prostate biopsies from men without chronic prostatitis[J]. Urology, 1999,53(3): 487-491.

[42] OHADIAN MOGHADAM S, MOMENI S A. Human microbiome and prostate cancer development: current insights into the prevention and treatment[J]. Frontiers of Medicine, 2021,15(1): 11-32.

[43] LI Q, HU W, LIU W X, et al. Streptococcus thermophilus inhibits colorectal tumorigenesis through secreting β-galactosidase[J]. Gastroenterology, 2021,160(4): 1179-1193.

[44] ALMSTÅHL A, FINIZIA C, CARLÉN A, et al. Mucosal microflora in head and neck cancer patients[J]. International Journal of Dental Hygiene, 2018,16(4): 459-466.

[45] BANERJEE S, ALWINE J C, WEI Z, et al. Microbiome signatures in prostate cancer[J]. Carcinogenesis, 2019,40(6): 749-764.

[46] FENG Y, RAMNARINE V R, BELL R, et al. Metagenomic and metatranscriptomic analysis of human prostate microbiota from patients with prostate cancer[J]. BMC Genomics, 2019,20(1): 146.

[47] FENG Y, JARATLERDSIRI W, PATRICK S M, et al. Metagenomic analysis reveals a rich bacterial content in high - risk prostate tumors from African men[J]. The Prostate, 2019,79(15): 1731-1738.

[48] Meares E J. prostatitis[J]. Med Clin North Am,1991,75(2):405-424.

[49] JAIN S, SAMAL A G, DAS B, et al. Escherichia coli, a common constituent of benign prostate hyperplasia - associated microbiota induces inflammation and DNA damage in prostate epithelial cells[J]. The Prostate, 2020,80(15): 1341-1352.

[50] LEE C, DANG A, HERNANDEZ E, et al. Activation of sphingosine kinase by lipopolysaccharide promotes prostate cancer cell invasion and metastasis via SphK1/S1PR4/matriptase[J]. Oncogene, 2019,38(28): 5580-5598.

[51] ROPER W G. The prevention of benign prostatic hyperplasia (bph)[J]. Medical Hypotheses, 2017,100: 4-9.

[52] YU X, CHEN R, WANG F, et al. Pattern recognition receptor-initiated innate immune responses in mouse prostatic epithelial cells[J]. Biology of Reproduction, 2021,105(1): 113-127.

[53] CHEN Y, WEI J. Identification of pathogen signatures in prostate cancer using RNA-seq[J]. PLOS ONE, 2015,10(6): e128955.

[54] DAVIDSSON S, CARLSSON J, GREENBERG L, et al. Cutibacterium acnes induces the expression of immunosuppressive genes in macrophages and is associated with an increase of regulatory T-Cells in prostate cancer[J]. Microbiol Spectr, 2021,9(3): e149721.

[55] WANG F, MENG W, WANG B, et al. Helicobacter pylori-induced gastric inflammation and gastric cancer[J]. Cancer Letters, 2014,345(2): 196-202.

[56] SALACHAN P V, RASMUSSEN M, FREDSØE J, et al. Microbiota of the prostate tumor environment investigated by whole-transcriptome profiling[J]. Genome Medicine,

2022,14(1): 9.

[57] SFANOS K S, ISAACS W B, De MARZO A M. Infections and inflammation in prostate cancer[J]. American Journal of Clinical and Experimental Urology, 2013,1(1): 3-11.

[58] HUANG W, HAYES R, PFEIFFER R, et al. Sexually transmissible infections and prostate cancer risk[J]. Cancer Epidemiology, Biomarkers & Prevention, 2008,17(9): 2374-2381.

[59] JAIN S, DASH P, MINZ A P, et al. Lipopolysaccharide (LPS) enhances prostate cancer metastasis potentially through NF - κB activation and recurrent dexamethasone adminis-tration fails to suppress it in vivo[J]. The Prostate, 2018,79(2): 168-182.

[60] TIAN Q X, ZHANG Z H, YE Q L, et al. Melatonin inhibits migration and invasion in LPS-stimulated and -unstimulated prostate cancer cells through blocking multiple EMT-relative pathways[J]. J Inflamm Res, 2021,14: 2253-2265.

[61] GUO Y, ZHANG Z, WEI H, et al. Cytotoxic necrotizing factor 1 promotes prostate cancer progression through activating the Cdc42-PAK1 axis[J]. The Journal of Pathology, 2017,243(2): 208-219.

[62] SAIED ABEDI A D M J. Impacts of the prostate stem cell antigen (PSCA) and Clostrid-ium perfringens enterotoxin (CPE) on the apoptosis and cell cycle regulatory genes in PC3[J]. Preparative Biochemistry and Biotechnology, 2019.

[63] De MARZO A M, DEWEESE T L, PLATZ E A, et al. Pathological and molecular mechanisms of prostate carcinogenesis: implications for diagnosis, detection, prevention, and treatment[J]. J Cell Biochem, 2004,91(3): 459-477.

[64] KISTOWSKA M, MEIER B, PROUST T, et al. Propionibacterium acnes promotes Th17 and Th17/Th1 responses in acne patients[J]. J Invest Dermatol, 2015,135(1): 110-118.

[65] ISHII K, SASAKI T, IGUCHI K, et al. Interleukin-6 induces VEGF secretion from prostate cancer cells in a manner independent of androgen receptor activation[J]. The Prostate, 2018,78(11): 849-856.

[66] SELLAMI H, SAID-SADIER N, ZNAZEN A, et al. Chlamydia trachomatis infection increases the expression of inflammatory tumorigenic cytokines and chemokines as well as components of the Toll-like receptor and NF-kappaB pathways in human prostate epithelial cells[J]. Mol Cell Probes, 2014,28(4): 147-154.

[67] DEBELEC-BUTUNER B, ALAPINAR C, VARISLI L, et al. Inflammation-mediated abrogation of androgen signaling: An in vitro model of prostate cell inflammation[J]. Molecular Carcinogenesis, 2014,53(2): 85-97.

［68］KUNDU S D, LEE C, BILLIPS B K, et al. The toll-like receptor pathway: A novel mechanism of infection-induced carcinogenesis of prostate epithelial cells［J］. The Prostate, 2008,68(2): 223-229.

［69］LEE S H, JIA S, ZHU Y, et al. Transgenic expression of polyomavirus middle t antigen in the mouse prostate gives rise to carcinoma［J］. Journal of Virology, 2011,85(11): 5581-5592.

［70］ELKAHWAJI J E, ZHONG W, HOPKINS W J, et al. Chronic bacterial infection and inflammation incite reactive hyperplasia in a mouse model of chronic prostatitis［J］. The Prostate, 2007,67(1): 14-21.

［71］De MARZO A M, MARCHI V L, EPSTEIN J I, et al. Proliferative inflammatory atrophy of the prostate: implications for prostatic carcinogenesis［J］. Am J Pathol, 1999,155(6): 1985-1992.

［72］HUANG C, SONG P, FAN P, et al. Dietary sodium butyrate decreases postweaning diarrhea by modulating intestinal permeability and changing the bacterial communities in weaned piglets［J］. The Journal of Nutrition, 2015,145(12): 2774-2780.

［73］BUCHTA ROSEAN C M, RUTKOWSKI M R. The influence of the commensal microbiota on distal tumor-promoting inflammation［J］. Seminars in Immunology, 2017,32: 62-73.

［74］HE C, LI B, HUANG L, et al. Gut microbial composition changes in bladder cancer patients: A case-control study in Harbin, China［J］. Asia Pac J Clin Nutr, 2020,29(2): 395-403.

［75］HE C, HUANG L, LEI P, et al. Sulforaphane normalizes intestinal flora and enhances gut barrier in mice with BBN-induced bladder cancer［J］. Molecular Nutrition & Food Research, 2018,62(24): 1800427.

［76］TSVETIKOVA S A, KOSHEL E I. Microbiota and cancer: host cellular mechanisms activated by gut microbial metabolites［J］. International Journal of Medical Microbiology, 2020,310(4): 151425.

［77］LEVY M, THAISS C A, ELINAV E. Metabolites: messengers between the microbiota and the immune system［J］. Genes Dev, 2016,30(14): 1589-1597.

［78］WANG F, WU H, FAN M, et al. Sodium butyrate inhibits migration and induces AMPK - mTOR pathway - dependent autophagy and ROS - mediated apoptosis via the miR - 139 - 5p/Bmi - 1 axis in human bladder cancer cells［J］. The FASEB Journal, 2020,34(3): 4266-4282.

［79］WANG D, WANG Z, TIAN B, et al. Two hour exposure to sodium butyrate sensitizes bladder cancer to anticancer drugs[J]. International Journal of Urology, 2008,15(5): 435-441.

[80] URBANIAK C, GLOOR G B, BRACKSTONE M, et al. The microbiota of breast tissue and its association with breast cancer[J]. Applied and Environmental Microbiology, 2016,82(16): 5039-5048.

[81] KOVATCHEVA-DATCHARY P, NILSSON A, AKRAMI R, et al. Dietary fiber-induced improvement in glucose metabolism is associated with increased abundance of prevotella[J]. Cell Metab, 2015,22(6): 971-982.

[82] WU G D, CHEN J, HOFFMANN C, et al. Linking long-term dietary patterns with gut microbial enterotypes[J]. Science, 2011,334(6052): 105-108.

[83] DILLON S M, LEE E J, KOTTER C V, et al. Gut dendritic cell activation links an altered colonic microbiome to mucosal and systemic T-cell activation in untreated HIV-1 infection[J]. Mucosal Immunology, 2016,9(1): 24-37.

[84] LIU Y, LIN Z, LIN Y, et al. Streptococcus and Prevotella are associated with the prognosis of oesophageal squamous cell carcinoma[J]. Journal of Medical Microbiology, 2018,67(8): 1058-1068.

[85] SHRUTI AHLAWAT A A K K. Gut organ axis a microbial outreach source shruti ahlawat lett appl microbiol 2020 so 2020[J]. 2021.

[86] SCHROEDER B O, BÄCKHED F. Signals from the gut microbiota to distant organs in physiology and disease[J]. Nature Medicine, 2016,22(10): 1079-1089.

[87] MAKKI K, DEEHAN E C, WALTER J, et al. The impact of dietary fiber on gut microbiota in host health and disease[J]. Cell Host Microbe, 2018,23(6): 705-715.

[88] YU E Y, WESSELIUS A, MEHRKANOON S, et al. Vegetable intake and the risk of bladder cancer in the BLadder Cancer Epidemiology and Nutritional Determinants (BLEND) international study[J]. BMC Medicine, 2021,19(1): 56.

[89] ROS M M, BAS BUENO-DE-MESQUITA H, KAMPMAN E, et al. Fruit and vegetable consumption and risk of aggressive and non-aggressive urothelial cell carcinomas in the European Prospective Investigation into Cancer and Nutrition[J]. European Journal of Cancer, 2012,48(17): 3267-3277.

[90] SURAWICZ C M, BRANDT L J, BINION D G, et al. Guidelines for diagnosis, treatment, and prevention of Clostridium difficile infections[J]. Am J Gastroenterol, 2013,108(4): 478-498, 499.

[91] ZHANG F. Fecal microbiota transplantation for severe enterocolonic fistulizing Crohn's

disease[J]. World Journal of Gastroenterology, 2013,19(41): 7213.

[92] BARUCH E N, YOUNGSTER I, BEN-BETZALEL G, et al. Fecal microbiota transplant promotes response in immunotherapy-refractory melanoma patients[J]. Science, 2021,371(6529): 602-609.

[93] MAGER L F, BURKHARD R, PETT N, et al. Microbiome-derived inosine modulates response to checkpoint inhibitor immunotherapy[J]. Science, 2020,369(6510): 1481-1489.